コロナ脳
日本人はデマに殺される

小林よしのり
Kobayashi Yoshinori

宮沢孝幸
Miyazawa Takayuki

小学館新書

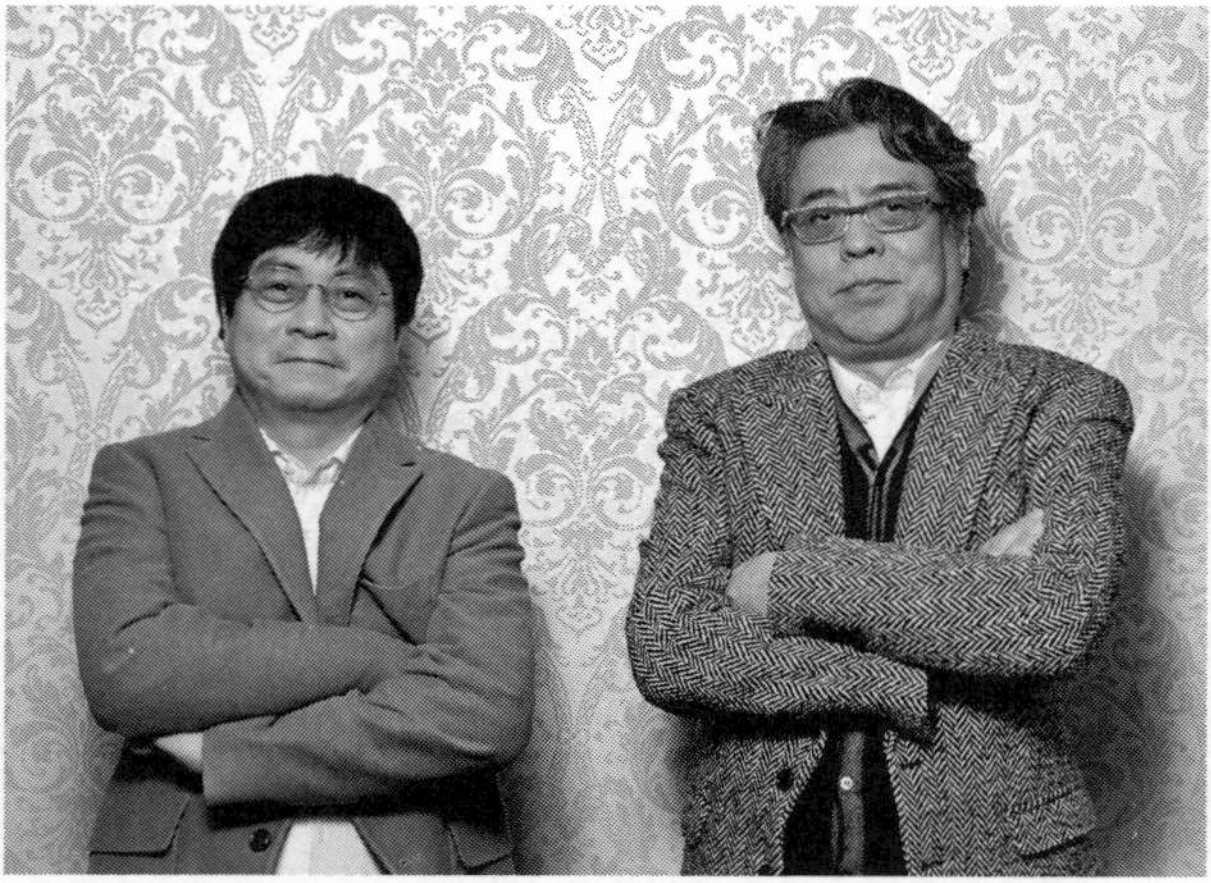

小林よしのり（右）と宮沢孝幸（左）が新型コロナの嘘を暴く！

まえがき

この本は「ウイルス学の知識VS庶民の智恵」の議論である。

わしはコロナの国内侵入の最初から、インフルエンザより強毒なら恐れる、だがインフルエンザより弱毒なら普通に暮らすと決めていた。最初から専門家に自分の命や日々の暮らし方を委《ゆだ》ねる気はなかった。

だからひたすら毎日、データを見て、日本と世界各国の陽性者数・発症日ベースの感染者数・死亡者数をインフルエンザと比較し、「日本人にとっては、コロナは恐るるに足らず」という結論を早期に出してしまった。

そしてむしろ経済的打撃とステイホームが人心を蝕《むしば》むことを大いに恐れ、『コロナ論』を発表し、さらに『コロナ論2』を発表し、今年の5月には『コロナ論3』を発表する。

コロナ禍の女性と子供の自殺者数の急増は看過できない。なんとしてもこのインフォデミックを終わらせねばならない。

ウイルスの脅威は世界中、同じではない。国ごと、人種ごと、地理的な環境ごとに免疫の働きが違うし、国民の普段の習慣も感染対策になっていると思うようになった。

ウイルス学の本も読みまくって、庶民が必要とする知識としては、ほぼわかってしまった。

そうなると腹が立つのはマスコミ・専門家・厚労省・医者・政治家の対応だ。専門家の発言のことごとくが信用ならない馬鹿馬鹿しい意見としか聞こえず、一瞬で反論できるようになった。

テレビに出てくる専門家という者たちが何でこんなに嘘ばっかりついているのか、憤怒《ふんぬ》するばかりで、憲法に保障された「往来の自由」や「営業の自由」を妨害してくる都道府県知事や政府の権力に対して反発を覚えるし、マスコミの異様な「煽《あお》り報道」には、怒髪《どはつ》天を衝《つ》く勢いで腹が立っていた。

「新コロ禍は日本ではパンデミックではない、インフォデミックだ」と言っているのは自分一人かと思っていたが、やがて他にもぽつぽつと異議を唱えている人がいることを知った。その一人が宮沢孝幸氏である。

わしは思想的には「保守」を自認していて、マスコミに洗脳される「大衆」ではなく、歴史的に醸成された智恵や常識を信じる「庶民」でいたいと考えている。

庶民のわしとしては、インフルエンザの流行期と違う常識は受け入れられなくて、「ニューノーマル」など、馬鹿にする以外の態度はあり得ない。

コロナはインフルエンザ以下だから、何もかもインフルエンザの流行期と同じ用心のレベルで大丈夫だと思うに至ったので、宮沢氏とは少々の異論があるのだが、それが却って本書では実にわかりやすくコロナの実態を浮かび上がらせる効果になっている。

こんな面白い対談はないので、ぜひ読んでみて欲しい。

小林よしのり

コロナ脳　目次

第1章

1年たってわかったデマと真実

インフルエンザより怖くない？

小林　新型コロナが出てから1年たったけど、コロナはインフルエンザより怖くないという結果がはっきり出たと言えるんじゃないかな。

宮沢　データを見るとそうなりますね。

小林　まず、このことからきっちり話をしておくべきだと思うんです。

２０１９年12月に中国の武漢《ぶかん》で新型コロナウイルスという新しいウイルスが出て、すぐに日本に入ってきて大騒ぎになったときに、「これはどれくらい怖いウイルスなのか」を考えた。わしはインフルエンザをすごく怖いと思っているんです。漫画には締め切りがあり、発熱しようと何しようと締め切りに間に合わせなくてはいけないから、インフルエンザに罹《かか》るとものすごく辛い。だから、自分だけ予防接種を受けないで、スタッフには毎年、受けさせているし（笑）、手洗いも励行させて、すごく気をつけている。そこで、「新型コロナはインフルエンザよりも怖いウイルスなのか」で判断しようと思って、インフルエンザの感染者数や死亡者数などを調べてみて、びっくりした。

日本では毎年、インフルエンザ感染者が1000万人以上出ていて、死亡者は、インフルエンザが直接的な原因で亡くなる「直接死」でおおよそ3000人、インフルエンザ発症を引き金に慢性疾患が悪化して亡くなるといった死亡例も含めた「関連死」を含めるとおおよそ1万人も出ていたんです（15ページ図1）。

宮沢　それに比べたら、コロナは全然流行してないですよね。

小林　コロナはこの冬に第三波が来て、2021年1月下旬に、死者は累計5600人くらいになったけど、それでもインフルエンザの1万人に比べれば全然少ない。「いや、コロナの死亡者はまだまだ増えるじゃないか」と反論する人がいるけど、今、政府やメディアが発表している検査陽性者数や死亡者数の数字は、昨年からの累計なんですよ。発生してからずっと足し続けてきた数字です。

日本で初めて新型コロナウイルスの感染者が確認されたのは2020年1月15日で、それからもう1年たったんです。統計の数字で比較するなら、1年で区切って比較するべき。1年でリセットして0に戻し、2年目の数字としてまた1からカウントするのが正しい。

だから、コロナの1年目は2021年1月14日の時点で、「検査陽性者30万2623

人」「死亡者数4233人」（ダイヤモンド・プリンセス号の数字を除く）ということで確定なんですよ。

宮沢　統計なので、1月1日から12月31日までの1年で、2020年の数字として区切るという考え方もありますね。それで言えば、1年目の死亡者数の累計は、2020年12月31日の時点で3400人くらいです。

小林　ああ、そうか。そういう考え方もあるか。

いずれにしても、これからコロナが日本に定着するのはほぼ確実なので、1年で期間を区切っていったんリセットしないと、インフルエンザとの比較はできない。だけど、政府もメディアも、ずーっと昨年からの数字に足し続けているよね。だから、数字がどんどん膨れ上がっていく。政府もマスコミも過剰対策だったことを認めたくないために、数字を足し続けて何か大変な事態が起きているかのように見せかけようとしているんです。だけど、わしはそんな印象操作には引っかからない。1年間で区切った数字できっちり比較する。

インフルエンザの「感染者」は、図1にあるように、18年-19年の冬季シーズンで約

図1 新型コロナの感染者・死亡者はインフルより少ない

――新型コロナウイルスと季節性インフルエンザウイルスの年間感染者数・死亡者数の比較(2021年1月14日時点)

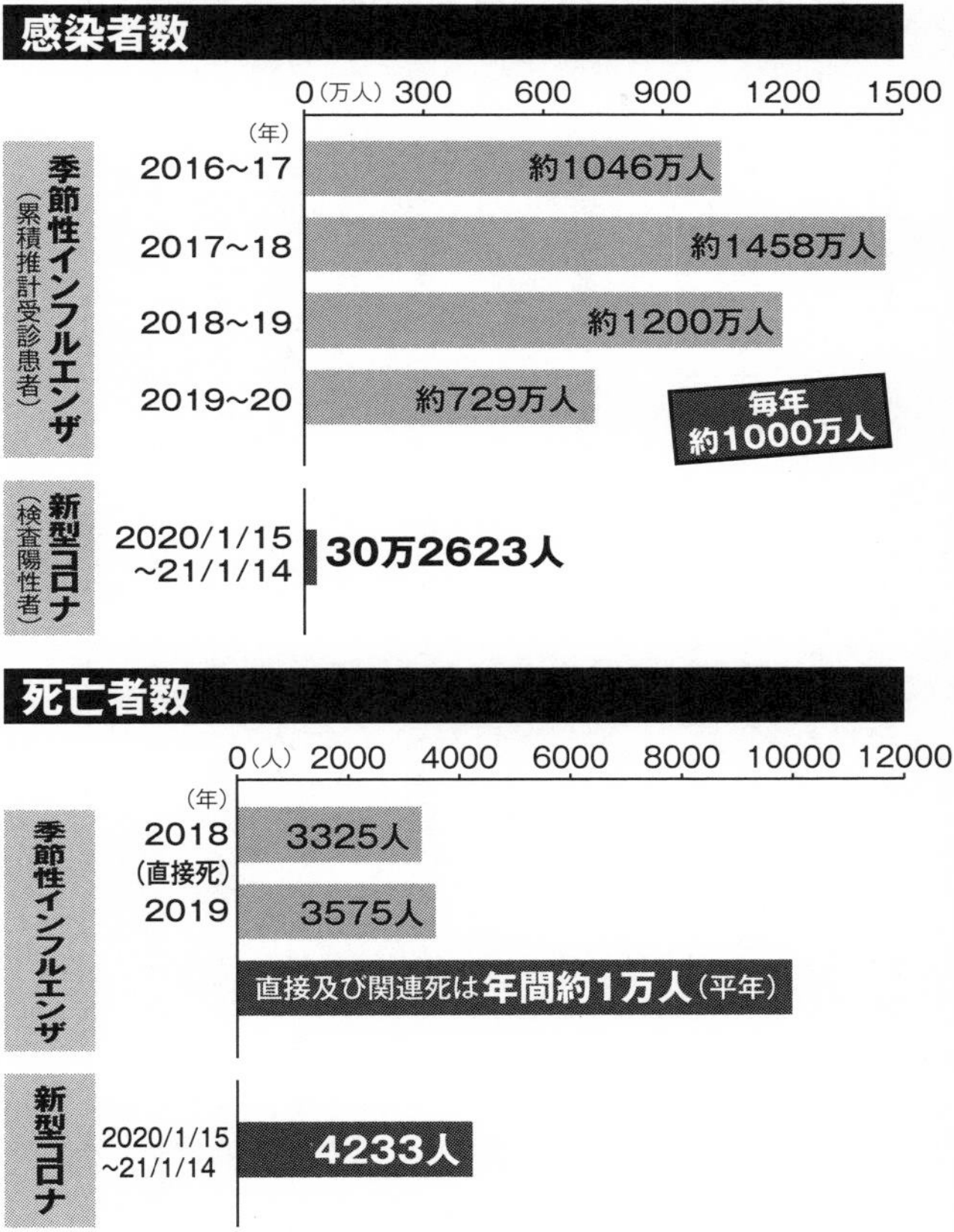

＊「季節性インフルエンザ」の感染者数は国立感染症研究所ホームページ、同死亡者数は厚生労働省「人口動態統計」、同「年間の直接及び関連死」は厚生労働省ホームページより
＊「新型コロナウイルス」の感染者数・死亡者数は厚生労働省「新型コロナウイルス感染症の現在の状況と厚生労働省の対応について(令和3年1月14日版)」より

1200万人、17年-18年は約1458万人、16年-17年は約1046万人で、毎年1000万人を優に超えています。19年-20年のシーズンは約729万人で若干少なかったけど、これはコロナとの間で「ウイルス干渉（あるウイルスが細胞に感染すると他のウイルスに感染しにくくなる現象）」が起きた結果で例外とわしは考えていて、それについては後ほど宮沢さんに聞きたいんだけど、ともかくインフルエンザの感染者数は、毎年1000万人以上出ています。

宮沢 インフルエンザの数字は、発熱や頭痛、せきなどの症状が出て病院に行った「感染者数」の推計値ですね。

「コロナのほうが死者が多い」は間違い

小林 実はインフルエンザでも無症状の人が相当いることがわかっているし、わしのようにインフルエンザに罹っても、医者に行かず、薬も飲まないで、発熱でうなされながら寝て治すという人もいて、そういった人の数は入っていない。もしインフルエンザでも、コロナのように、発症者の家族など濃厚接触者を片っ端からPCR（ポリメラーゼ連鎖反応）検査したり、民間医療機関が格安でＰＣＲ検査を提供して希望者は誰でも受けられるようにしたら、ほんのわずかにウイルスをもっているだけで発症していない無症状者を大量にあぶりだして、「検査陽性者数」は２０００万人、３０００万人にもなるかもしれない。

一方のコロナの「検査陽性者数」は約30万人です。これは「感染者数」ではなくて、無症状だろうが何だろうが、ＰＣＲ検査で陽性になった人を全部合わせた数字で、それでも30万人で、インフルエンザの「感染者数」とは2桁違う。とんでもなく少ないんです。

宮沢　コロナでは当初、「感染者数」と呼んでいましたが、途中から「検査陽性者数」と言い換えましたからね。感染者と陽性者はイコールではない。これまでの急性感染症の統計では、発症した人が「感染者」です。

小林　無症状の検査陽性者で水増ししても、インフルエンザの感染者数にまったく届かないということです。

次に、死亡者数を比較してみます。厚労省の人口動態統計によれば、インフルエンザによる直接死は２０１９年に３５７５人、２０１８年は３３２５人と、３０００人をオーバーしている。この数字はインフルエンザが直接的な原因となって死亡した人数です。

この直接死の人数と比較して「コロナのほうが死者が多い」と主張する人がいるけど、それも間違い。厚労省が発表しているコロナの死者数は「直接死」だけではなく、持病が悪化して亡くなった「関連死」の人を含む人数だから、インフルエンザも「直接及び関連死」の数で比較する必要がある。

さっきも言ったけど、インフルエンザの「直接及び関連死」はおおよそ1万人と推計されている。一方のコロナは、期間をどこで区切るかによるけど、1年でおおよそ3400〜4200人。インフルエンザと比べたらやはり圧倒的に少ない。

つまり、コロナは最大限に水増ししても、インフルエンザにまったく届かないということ。これが1年目の結果ですよ。これが確定した事実です。

宮沢 でも、そういうことを言うと、「みんなが自粛して頑張って対策したから、この程度で抑えられただけで、何も対策をしていなかったら42万人死んでいた」と言う人がいるわけじゃないですか。

小林 そういう人については、後ほどじっくりやりましょう（笑）。

的外れな過剰対策

宮沢　だけど、何も対策していなかったとしても、感染者や死者ってそんなに増えなかったと思うんですよ。みんな頑張って〝コロナ対策〟と称する対策を実行したのは事実ですが、その対策というのが、無症状者をＰＣＲ検査であぶり出して隔離するとか、外を出歩くときまでマスクするとか、石鹸で20秒手を洗うとか、ウイルスを研究している人間から見たら的外れな過剰対策が多かった。だから、みんな一生懸命やってきたけど、ほとんど成果につながっていない。やってもやらなくても同じだった。

全部が全部、効果がないわけではなくて、確かに、飲食店が営業を自粛して、ビジネスマンもテレワークにして、ステイホームすれば、その間だけは感染拡大を抑え込めますが、緩めたらまた広がるのだから、結果的にはやってもやらなくても同じくらいの数になる。

小林　そうだよね。インフルエンザは一冬にドカンと感染が広がって一気に集団免疫に達して収束し、また翌年の冬に同じように流行《はや》るわけだけど、コロナは自粛によってピークを下げたから、緩めるとまた増え、第二波、第三波と増減を繰り返した。結局、やってもやらなくても大差なかったんだろうと思う。

宮沢　最初は未知のウイルスで何が起きるかわからないと言われていましたが、私は（2020年）3月の時点で、日本の死者数は1年で8000人くらいと予想していました。うまくやれば4000人くらいだろうと。

なぜそう予想したかというと、中国の武漢市で当時4000人近く死んでいて、湖北省《こほく》の人口が5900万人なので、仮に日本全体が湖北省と同じ状況になったとしても、武漢市の2倍の8000人くらいだろうと。ただ、中国と日本では医療水準や衛生環境に違いがあるので、うまく対処すれば半分の4000人くらいに抑えられると思っていたんです。

その後、イタリアですごい勢いで感染が拡大して、一瞬たじろいだんですが、結局、アジアではことごとく流行らなかったじゃないですか。だから、欧米ではとんでもない被害が出るかもしれないけど、日本では4000人くらいで収まるのではと。実際に蓋《ふた》を開けたら、その通りだった。たぶん、特に努力していなくても、8000人くらいで収まっただろうと思います。

小林　最初の頃は、頑張ればコロナを封じ込められるとみんな思っていたんだよね。だけど、それは無理だということがわかった1年でもあったわけで。自粛で抑え込んでも、やめればまた増えるだけで、感染を先延ばしにしているだけなんだよな。

宮沢　国民の意識がそうなんです。だから、4000人亡くなるということが最初からわかっていて、それを許容できていたら、こんな過剰な対策をしなくてすんだわけですよ。ステイホームもする必要なかったんです。

死者が減るパンデミック?

小林　今までやってきたコロナ対策は過剰だったことを証明するデータも出ています。日本ではコロナが流行ったのに、前年より死亡者が減ったんです。例年よりどれくらい死亡者が増えたかを示す「超過死亡」という概念がありますが、欧米ではコロナの流行でめちゃくちゃ増えていて、イギリスでは戦後最大、8万5000人もの人々が例年より多く死んだ。超過死亡が世界一多かったのがアメリカで、例年より47万5000人多く死んでいて、その3分の2が新型コロナによる死者です。

一方で、日本では、人口動態統計の速報値（2020年12月分）によると、2020年は前年より死者が９３７３人も減ったんです。米紙ウォール・ストリート・ジャーナル（２０２１年1月14日付）に載った世界各国の比較表を見ると、ここに出ている59か国の中では一番、日本の超過死亡のマイナス幅が大きい。おそらく日本は世界一でしょう。死者が減るパンデミックなんて聞いたことがない。これは対策が過剰だった証拠ですよ。

今までわしが「コロナはインフルエンザより怖くない」「過剰対策をやめろ」と発言すると、「コロナは怖い、怖い」とひたすら煽《あお》る連中に洗脳された〝コロナ脳〟の人たちがSNSなどで猛然と叩いてきたわけです。だけど、こうして確定したデータが出てきて、わしが正しかったことが証明された。

こういうデータはネットでググれば、誰でも手に入るんですよ。だけど、いくらこういうデータを示して説得しても、洗脳されてコロナ脳になっているから、信じないし、「お前は嘘つきだ」と批判してくる。いやいや、厚労省でも国立感染症研究所でも、ネットにデータを上げてますよと。それ見ればわかることなのに、見ようともしない。

精神科医の和田秀樹《わだひでき》さんが言っていたけど、今の人って本離れどころか知識離れしているんだな。ネットで検索すればいくらでも知識を得られるようになったら、今度は検索も

図2 2020年のコロナ禍で、**日本は死亡者数が減った**
――主要国、2020年総死亡数の増減比較

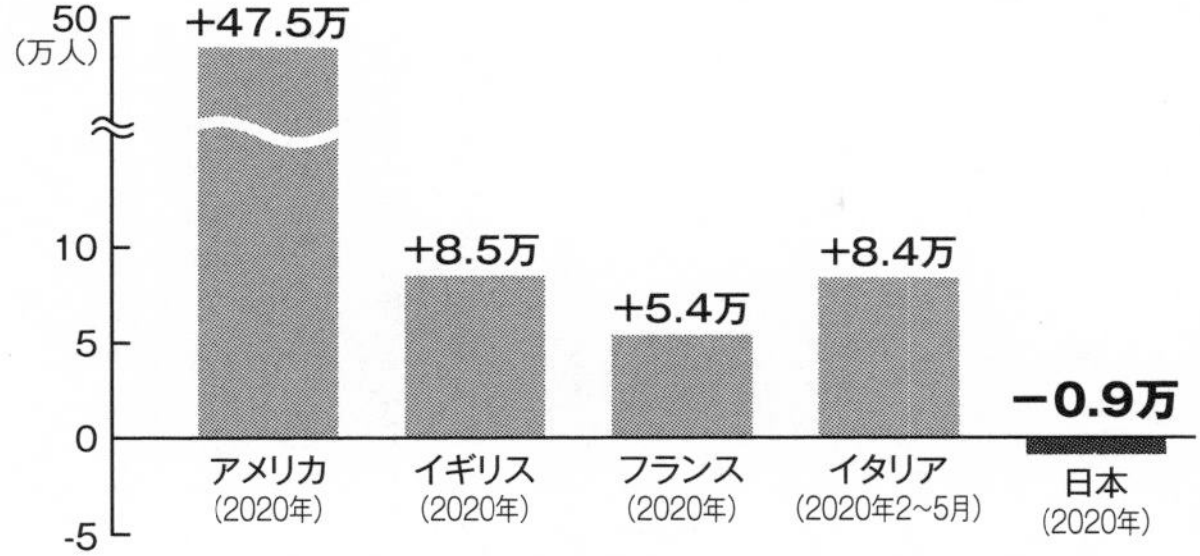

データ出典／アメリカ…米疾病対策センター（CDC）のデータに基づくウォール・ストリート・ジャーナル報道（2021年1月15日付）より／イギリス…過去5年間平均をもとにした年間予測比。英国家統計局のデータに基づくBBC報道（同1月13日付）より／フランス…2019年比。仏国立統計経済研究所の暫定データに基づくロイター通信報道（同1月15日付）より／イタリア…過去5年間の同時期平均に対して。ロイター通信報道（2020年12月30日付）より／日本…死亡数の2019年比。厚生労働省「人口動態統計速報（2020年12月分）」より

しなくなったんだよ。テレビから流れてくる情報やSNSで自分の周りの人間が言っていることを鵜《う》呑《の》みにするだけで、自分で調べようとしない。

宮沢　おっしゃる通りで、私はウイルスを研究していて専門家のつもりですが、何か発言するたびにやたらと叩かれるんですね。テレビには、ウイルスどころか、感染症の専門家でもない町のお医者さんが出てきてデタラメをしゃべっているので、間違いをツイッターなどで指摘すると、「お前は専門家のくせにそんなことも知らないか」と返ってきて唖然とするんです（笑）。

小林　洗脳されてしまっているからね。

政府もデータを見て対策を決めているようには見えない。データを見ている痕跡がないんだよ。小池《こいけ》都知事もそうだし、専門家ヅラしてテレビで好き放題しゃべっている連中もそう。「データを見れば、日本ではコロナはインフルエンザより怖くない」という見解に対して、納得のいく反論をした〝専門家〟なんて1人もいない。間違っていると言うなら、データや科学的な事実を出して、間違っている点を指摘すればいいのに、「素人の唱える自説だ」とはねつけるだけ。要するに、反論できないんだよ。だから、「素人は黙ってろ」としか言えないわけ。これでは何を言ったって無駄で、科学的事実も知識もいらない世界になっちゃっている。

宮沢　私も罵倒されれば腹が立ちますが、彼らは被害者でもあると思うんですね。だから、〝コロナ脳〟という言葉にはちょっとバカにしたニュアンスがあるので、本当はあまり使いたくない。オウム真理教で言えば信者みたいなもので、洗脳したやつは誰やねんと。

小林　それはわしも理解しています。ただ、洗脳を解くには、ちょっと強い言葉を使わないと、本人たちも気づかないと思うんですよ。ショック療法だと思って、あえて使っている。

宮沢　ええ、わかります。最初の緊急事態宣言のあとに、私が「ステイホームは不要だった」と言ったら、「何言ってんだ、俺らはステイホームしろって言われて、させられたんだぞ」と怒る人がいたんです。欧米のロックダウンのような強制ではなくて、あくまで要請なのに、みんな善意で協力した。それを単純に責められないし、怒る気持ちもわかる。だから、「私らウイルス研究者がふがいなくて、政府や自治体の過剰対策を止められず、申し訳なかった」と謝っているんです。

女性の自殺が激増

小林　だから、本当の敵はコロナ脳の一般の人たちじゃなくて、テレビを中心とするマスコミであり、デタラメを言い続けてきた専門家であり、それらに引っ張られて過剰な対策をやり続けている政府なんですよ。こいつらが、コロナは恐怖の感染症だと国民に刷り込み続けて、日本人をコロナ脳にしてしまった。

結果、この1年で何が起きたかというと、飲食業界や観光業界、アパレル、航空など多くの業界が大打撃を被っていますが、特に指摘しておかなければならないのが自殺の増加です。

東京都健康長寿医療センター研究所などの分析によると、昨年の2月から6月まで自殺者はむしろ減少していたのに、7月から10月までの第二波の時期には前年同期比で16％上昇した。なかでも女性の自殺は前年より37％も増加し、20歳未満の子供では49％も増加した。最終的に、警察庁の統計では、2020年の自殺者数は2万919人で、前年より750人（3・7％）増えた。女性の自殺は前年比で14・5％増、厚労省、文科省の調べによると、小中高校生の自殺は前年比41・2％増の479人になっている（図3）。

日本では、20歳未満の子供や若者なんて、コロナで1人も死んでいないんですよ。重症者さえ1人もいない。20代の死者は全国で3人だけです。だけど、コロナ禍の中で、子供が鬱《うつ》になったり、女性が失業したり何だりで死を選んでいて、こんな残酷なことってある？マスコミがコロナの恐怖を煽りまくった結果で、マスコミが殺したようなものですよ。

テレビは毎日、毎日、「今日の検査陽性者は何人。過去最多」ってやり続けているでし

図3 2020年の自殺者は女性と子供が激増

――2016～2020年の自殺者数の推移（男女別、年齢階級別）

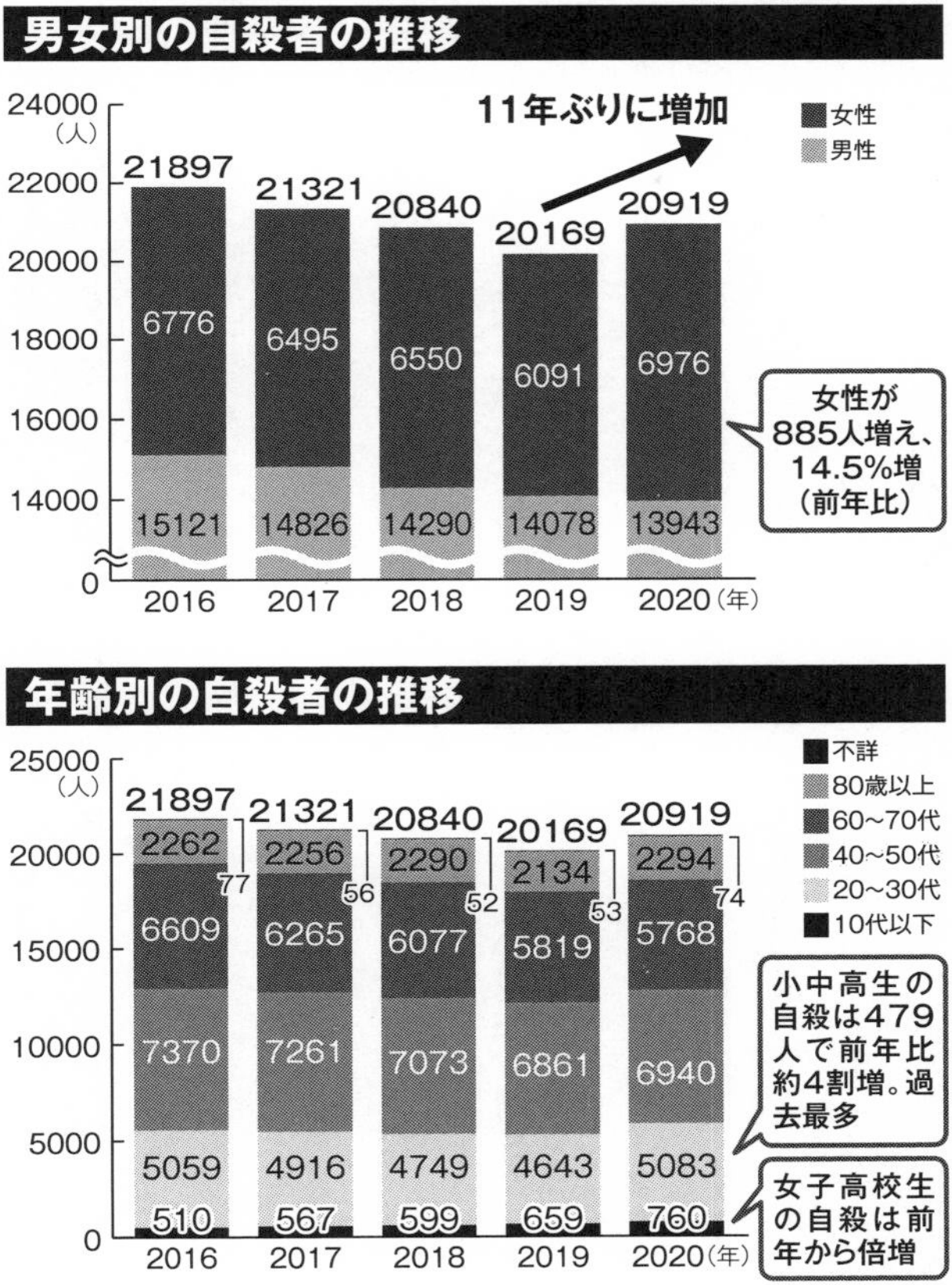

＊警察庁「自殺者数」統計、2020年の年齢別自殺者数については厚生労働省公表資料をもとに算出。文科省の有識者会議で示されたデータについての報道を参照

ょう。あんなのを毎日見ていたら、心を病んでも不思議じゃない。

宮沢　前日より減ったときでも、「火曜日としては最多」とか言って、なんとかして多く見せようとしている。

小林　諸悪の根源はマスコミなんだよ。

宮沢　それはその通りだと思います。

「コロナの死者は1人も出さない」という思想

小林　だけど、マスコミが悪いとはいえ、やっぱりマスコミの情報を鵜呑みにするほうもどうかと思いますよ。

　みんながステイホームの要請に従ったから、飲食店がどんどん潰れていったじゃない。わしは馴染《なじ》みの店が潰れないように、なるべく通うようにしていたけど、やっぱり3軒くらい潰れたよ。だけど、誰もがステイホームすれば、飲食店が潰れることなんて、みんな初めからわかっていたじゃない。わかっていて見殺しにしたわけですよ。

　わしは、ステイホームしろと言われてステイホームしてしまう人たちって、駄目だなと思ってしまうところがある。ユダヤ人のホロコーストでも、「ユダヤ人を捕まえろ」と言われたときに、「それは駄目だ」という人間と、「国には逆らえないから」と従う人間がいた。ユダヤ人は殺されるだろうなと薄々わかっていながら、従ってしまう。そういう全体主義にすぐに組み入れられてしまう〝個〟というのはやっぱり弱過ぎると思っているわけ。

これは誰を弱者と捉えるかの差でもあって、「ステイホームするのは自分の命を守るためではなく、おじいさん、おばあさんの命を守るためだ」と脅迫されて、従った人もいると思う。そこに疑いを差し挟むのは難しかったから、仕方がない面もある。だけど、結果的に、飲食店がバタバタ潰れて、借金を苦に自殺した経営者もいただろうし、何より、若い女性や子供という弱者を自殺に追い込んでしまった。

東京都のコロナ死者の平均年齢は79・3歳（2020年6月末時点、東京都発表）なんですよ。しかも大半が糖尿病や高血圧、腎疾患などの基礎疾患のある人だった。世界的に見てコロナ死亡者の男女比で言えば、男性が女性の2倍くらい多い。日本人男性の平均寿命は81・41歳（2019年、厚労省調べ）です。

こういうことを言うとまた叩かれるんですけどね。わしが漫画で、コロナは寿命が来た高齢者だけを天国に導いてくれると書いたら、そこだけ切り取って、「小林よしのりが『老人は死ね』と言っている」と叩かれまくったんですよ。ツイッターとかでガンガン回りよるわけよ。急に日本人が猛烈に敬老精神を発揮し出して、「老人は1人も死なせてはならない」という思想にはまってしまっている。

宮沢　他の理由で死ぬ人はどうでもよくて、コロナの死者だけは出してはいけないというムードになっていますね。

小林　なぜ？　と思うわけよ。インフルエンザでは年に1万人死んでいたのに、誰も問題視しなかったじゃない。今までインフルエンザから肺炎になった高齢者は全員、ICU（集中治療室）に入れて人工呼吸器やエクモ（体外式膜型人工肺）をつけて延命させようとしてきたのか、という話ですよ。毎年、インフルエンザでコロナの2倍以上も死んでいるのに、なぜ医療崩壊しなかったのかといったら、そういうことですよ。コロナに罹った人が、病院にもホテルにも入れず、自宅療養中に亡くなったってマスコミは大騒ぎするけど、インフルエンザでもそんなことはしょっちゅうあったんです。

高齢者が1か月寝たきりになれば

小林　NHKの『クローズアップ現代』（2020年12月3日放送）でコロナの医療現場のドキュメンタリーをやっていたけど、重症化した患者が、もう人工呼吸器つけるのはやめてくださいと言っているのに、医者が話し合って自分たちの判断で挿管を決めていて、これは何なんだと思った。インフォームド・コンセント（患者が医師などから十分な説明を受け、理解した上で同意すること）はどこに行ったんだよと。

宮沢　家族が人工呼吸器をつけてくれと頼んだんですか？

小林　家族から承認をとっていると言っていたけど、本人は望んでいないんだよ。医療現場がコロナで大変な事態になっていることを見せるドキュメンタリーなので、NHK側も気づかずに流しているんだろうと思うけど、それが残酷なことだとは夢にも思っていない。医療機関でも「コロナの死者は1人も出さない」みたいな空気があるんじゃないか。

宮沢　残酷ですよね。

小林　高齢者だと、助かっても、最悪、寝たきりになったりする。（2021年）1月9

日のニコ生の『オドレら正気か？　新春ＬＩＶＥ』には宮沢さんにも来てもらったけど、あのとき一緒にお呼びした終末期医療が専門で緩和ケア医の萬田緑平《まんだりょくへい》さんは、「80歳以上の人を人工呼吸器につなげたら、半分くらいの人はボケると思います。歩けなくなります。7割くらいは違う人になっちゃうと思います」と言っていた。1か月くらい寝たきりの状態になれば、仮に助かったとしてもそうなりますよ。それが嫌で、人工呼吸器をつけないでくれ、このまま逝《い》かせてくれって言う高齢者もいると思うんですよ。

萬田さんはホントに温和な、癒やされる話し方をする人で、それで「亡くなりそうな人から亡くなっていくんです」とか「容体が急変した人は、何やったってまず助からないですよ」とか、ものすごいことを言うんですが（笑）、でも、終末医療の現場にいる人の感覚としては、それが当たり前なんだと思う。

日本は人口あたりの病床数が世界一で、人口あたりのコロナ死者数が欧米より圧倒的に少ないのに、なぜ医療崩壊が起きるのかといったら、そういうことでしょ。

だから、わしはこの本で、宮沢さんの知識をお借りして、コロナ脳の人たちにかけられた洗脳を解きたいと考えているんです。

第2章
コロナ全体主義の恐怖

異論を認めないテレビ

小林　宮沢さんは関西のテレビにはよく出演しているんですよね。

宮沢　ええ。昔から関西の番組と東京の番組では、論調が全然違うんですが、コロナに関してもまったくそのままですね。

　大阪の番組だと、私の話をちゃんと聞いてくれる雰囲気があるんですよ。木村盛世《きむらもりよ》さん（医師で元厚生労働省医系技官、ノンフィクション作家）や藤井聡《ふじいさとし》さん（京都大学大学院工学研究科教授）らと一緒に出て、一生懸命話して、辛坊治郎《しんぼうじろう》さん（フリーキャスター）もちゃんと聞いてくれる。私らに批判的な人ももちろんいますが、冷静に両者の意見を聞いてくれる。

　ところが、たまに東京のテレビ番組に呼ばれると、空気が全然違う。事前の打ち合わせでディレクターさんから「宮沢さん、どんどん言ってくださいよ」って焚《た》きつけられるんですが、いざ収録が始まると、私が何を話してもＭＣ（司会）が全部ひっくり返していくんですね。他の出演者もまともに聞く気がなくて、私一人、暴論を吐いている悪者のようにされていく。ドン・キホーテみたいになっちゃうんですよ。

異論をまったく認めなくて、話が一方的で、東京都民はメディアにコントロールされていると感じました。

小林　新聞で言うところの「両論併記」ではなく、片方の情報しか流さないんだよな。

宮沢　『ビートたけしのTVタックル』（テレビ朝日系）はまだましなほうですが、それでも放送を見ると、ウイルスなどについてまじめに説明しているところは大半がカットされて、他の出演者と論争になっているところだけ切り取られて使われていて、がっかりする。

結局、視聴率が欲しいだけなんですよ。

小林　生放送じゃなくて収録の討論番組だと、編集されるからね。わしもそういう討論番組に何度か出たことがあるけど、ホント、時間の無駄。

宮沢　収録に2時間半とかかかって、私が話しているところがテレビで流れたのは数分ですよ。それも私が怒っているところが使われる。収録前に質問が何十個もあるアンケートを書かされたんですが、それも番組ではまったく使われなかった。

小林　異論を唱える人間を呼んできて、みんなで袋叩きにして、面白がっているだけなんだよね。わしが見ていた番組でも、宮沢さんは完全に浮いていた（笑）。誰も宮沢さんの話を聞かなくて、孤立を深めて、それでイラついているのも見えて、この人、かわいそうだなあと。

宮沢　つい熱くなってしまって。『TVタックル』でお医者さんが「感染者を1人も出しちゃいけないんです」って言うんですよ。ハァ？って思って、つい、指さして「お前なー！」って言ってしまったことがあります。反省しています。『TVタックル』には団塊世代の男性タレントも出ていて、「老人を切り捨てていいのか。とにかく若者を止めろ」とか言うから、また、頭に来て「お前なー！」と言いそうになった（笑）。自分だって若い頃、好き勝手していただろうに。

小林　まったくその通り。団塊の世代は今、70代になったけど、若い頃、めちゃめちゃ暴れていたヤツらがけっこういるんだよ。あの頃、もし緊急事態宣言が出ていたとしたら、あいつらが家で大人しくしていたとは思えない。欧米とかと同じように反対デモやって暴れていたよ。それで自分が高齢者になったら、「若いやつらを止めろ」だもんな。みっともないよ。

「暴力団雇って殺す」

小林　宮沢さんの場合、キャラが立っているからね。怒っているところが面白いと思われている。冷静に科学的に説明しているところはキャラが出ていないから放送で使わない。テレビの基準なんてそんなもんですよ。

宮沢　いつもこんな感じなので、東京の番組に出るたびに抗議の電話がかかってきたり、ネットに書き込まれるんですね。「暴力団雇って殺す」という脅しの電話や、「何月何日12時にどこそこを爆破する」という爆破予告まであった。その日時に本当にその場所に行く予定があったので、スケジュールがバレているって思ってゾッとしましたよ。

嫌な思いしかしないので、今後は東京のテレビは断ろうかと思ったんですが、東京の番組は全国ネットだから、地方にもコロナへの恐怖感が拡散していくし、政策決定にも影響するんですすよ。だから、これがどうにかならんかと思って。

小林　ちょっとおかしいヤツが殺すだの爆破するだの言ってくるのは、コロナに限らずよくあることで、それ自体は大したことないけど、そういう行為によって、発言の場が奪われたりすることが一番の問題。ツイッターでの発信をやめろとかね、それが言論封殺だってことをわかっていないんじゃないか。

マスコミは『コロナ論』を無視

小林　テレビだけじゃなくて、新聞もダメなんですよ。わしの『コロナ論』と『コロナ論2』（いずれも扶桑社）はあわせて10万部売れている。最近、全般的に本は売れていないから、『コロナ論』は十分ベストセラーになったと言えると思うんだけど、マスコミは全然取り上げない。逆に言えば、書評とかで取り上げられていないのに、これだけ売れたんだよ。毎日新聞だけが取材に来て、ネットにわしのインタビュー記事を載せたけどね。そうしたら、ものすごいバッシングが来て、「毎日新聞が小林よしのりなんかにインタビューした記事を載せるのか」というコメントで埋め尽くされたんよ。

宮沢　酷《ひど》いですね。

小林　うん。だけど、毎日新聞はインタビューに来ただけ偉い。産経は来ない。あれは読者が高齢者だから。「コロナ怖い」と洗脳された老人向けの新聞だから。

宮沢　産経に限らず、新聞読者はみんな高齢者ですよね。

小林　それはそう。だから、新聞は全部「コロナ怖い」よ。『コロナ論』を書評で取り上げてもよさそうだけど、絶対にしない。売れているという事実を隠蔽《いんぺい》している状態よ。新聞は、どこかの大手書店の販売ランキングを載せたりするけど、『コロナ論』が販売1位になっても、それは載せない。新聞社側がどこの書店の情報を載せるか選べるからね。

宮沢　『羽鳥慎一　モーニングショー』（テレビ朝日系）など、朝のワイドショーの視聴者層も、高齢者と専業主婦がメインですからね。

小林　そう、そう。メインの視聴者が高齢者だから、そこに迎合している。「老人の命を守れ」「若いヤツらは出歩くな」でしょ。それで経済が崩壊して、子供や女性の自殺が増えたって平気なんだから。

ユーチューブが動画を削除

小林　だからね、テレビや新聞が全然ダメだから、ネットでなんとかと思っても、言論封殺はネットにも及んでいるんですよ。

わしが作家の泉美木蘭《いずみもくれん》さんとやっている『よしりん・もくれんのオドレら正気か？』のユーチューブの動画も削除されたからね。向こうから送り付けられてきたメールには、昨年6月20日配信分の内容がガイドラインに反していると書かれていて、一方的に削除された。メールには「社会的距離や自己隔離に関する世界保健機関（ＷＨＯ）や地域の保健当局のガイダンスの有効性に明示的に異議を唱え、人々をそのガイダンスに反して行動させる可能性があるコンテンツ」は許可しないと書かれていて、ガイドラインのページには、「特定の気候や地域、特定の集団や個人では感染が拡大しないと主張するコンテンツ」は削除対象になるとあった。

この放送回は、東京都民の抗体陽性率が０・１％だったという発表を受けて、玉川徹《たまかわとおる》（テレビ朝日局員。『モーニングショー』コメンテーター）や岡田晴恵《おかだはるえ》（公衆衛生学者。白鷗大学教授）が「流行はまだ来てない」と発言したのを取り上げて、面白おかしく語っているだけなんですけどね。おそらく「特定の気候や地域、特定の集団や個人では感染が拡大しないと主張するコンテンツ」に該当するってことだよ。

だけど、日本や韓国、中国、台湾など東アジアの感染率や重症化率が欧米より低いのは明らかで、数字を見れば誰でもわかるのに、それを語ったら削除されるんだよ。むしろ、東アジアで低いというのはあたりまえの事実で、「なぜ低いのか」を研究して書かれた論文が山のように出ているのに、こんなバカな話があるかと。
宮沢　民族によってウイルスの感受性が違うことは、普通にあります。エイズはそうです。ウイルス感染によって引き起こされる白血病もそうですね。
小林　やっぱりそうだよね。ところが、アジア系や日本人は民族的にコロナに強いと言うと、ダメなんだよ。ウイルスはグローバルスタンダードだと思っているから。
宮沢　いやいや、それは絶対ないですよ。個体差はあるし、民族差も厳然と存在します。だから、ヨーロッパで重症化するウイルスが日本で重症化するとは限らないです。
小林　だけど、それが理由で削除されたんだよ。
宮沢　通報する人がいるんですよね。
小林　そう、そう。洗脳された連中がＳＮＳで人を集めて大勢で通報するんだよ。一般の人たちが言論封殺に加担するんですよ。
　しかし、著作権侵害だとか犯罪を誘発するとか、そういう理由じゃなくて、今まさに国を挙げて議論になっているテーマで、国や自治体の政策に対して異議を唱えたら削除するって、これこそ全体主義じゃん。一般人が言論弾圧に加担して自由な意見の場がなくなるというのが全体主義でしょう。

宮沢　いや、もう、信じられないですよね。

小林　政府からの情報しか流通を認めないというのは中国共産党と同じ。ネットにも言論の自由がないんだよ。だけど、みんなコロナ脳になってしまって恐怖に支配されているから、それがおかしいと思わない。感染者が自由に歩き回っていたら危険だから隔離するのは仕方がない、政府の指示に異議を唱える言説は削除されても仕方がないと思っている。

宮沢　東京のテレビに出ると、まさにそれを感じます。それが全体主義だということに気づかない。

マスク警察

小林　なんでこんな全体主義になってしまったのかを考えると、日本人はルールを杓子定規に守りすぎっていうこともあると思うんですよ。今年の大学入学共通テストで、マスクから鼻を出していた受験生が失格になるという事件があった。

宮沢　なんで鼻を出したくらいで失格になるのか。私もマスクするときは普段から鼻を出してます。息苦しいのが嫌なのと、あと、鼻まで覆うと眼鏡が曇るから。

小林　そう、そう、めちゃめちゃ曇る。だから、わしは下を開けよるのよ。下を開けて、息を漏らすようにする。誰かマイクロビキニみたいに、口だけ覆うマスクを作ってくれないかな（笑）。

宮沢　仮にこの受験生が感染者だったとしても、マスクから鼻を出していたくらいで、人にうつさないですよ。よほど鼻水をだらだら垂らして、くしゃみしまくっているとかなら別ですが、普通に息をしているだけで、鼻から飛沫《ひまつ》なんて飛ばない。だから、このルールは科学的におかしいんです。

小林　ネットを見ていると、世論は「鼻を出すくらいいいじゃないか」と「ルールを守らないのはダメ」で割れていたよね。

報道によると、この受験生、40代の男性で、6回注意されても従わず、試験官が「別室でならマスクなしで受験できる」と移動を促したのに無視し続け、7回目に失格になっていて、退去させられたあと、トイレに立てこもって警察に逮捕されたらしい。なので、どんな事情があるのかよくわからないところはあるんだけどね。

宮沢 だけど、受験という場面では、思いっきり脳みそ使うので酸素が必要なんですよ。ただでさえ緊張しているところへ、酸素が足りなくなるとパニックになる可能性がある。この受験生がどうかはわからないけど、何かの病気でなくても、マスクで息苦しくて十分に力を発揮できなかった受験生はいると思うんですよね。

小林 マスクが苦手な受験生は不利になったよね。勉学と関係ないところでハンデがついている。わしは喘息《ぜんそく》持ちで、肺活量が少ないので、マスクをすると酸素の吸入量が減って、生あくびが出まくるのね。すごく苦しくなるんよ。試験時間60分とか、とてももたない。

宮沢 事前に申請すれば別室でマスクなしで受けられるのだろうけど、そこまで酷くなくても、マスクしていると苦しくて集中できないって子はいるだろうな。それを受験当日に気付くってこともあると思うんですよ。可哀想ですよね。

小林 だから、マスクをしない人には理由があるかもしれないということを言いたいのよ。お笑い芸人のハイヒール・モモコさんは、『婦人公論』のインタビューで、帯状疱疹《たいじょうほうしん》に悩まされて、あごの辺りに疱疹が広がり、髪の毛一本さわっても激痛が走るほどだったので、マスクができなくなったと言っていた。

宮沢 マスクなしで外を出歩くと、何を言われるかわからないので、マスクができない人は外出もできなくなるんですよね。

小林 そうなんよ。わしのブログのコメント欄に書き込んできた人がおるんだけど、その人の子供は発達障害で、マスクをさせると、なんでこんな苦しいものをつけるのかわからなくて、暴れ出すと言うんよ。それでマスクをせずにスーパーなどに連れて行くと、冷たい目で見られて「なぜマスクをしないんだ」と非難されることもある。そうなると、家に閉じこめておかなきゃならなくなるから、すごく辛いと言っていた。

だから、マスクしていない人には、何らかの事情があるかもしれないんよ。なのに、いきなり非難してくる〝マスク警察〟がいるでしょう。

宮沢 私は、必要な場面ではマスクをすべき派ですが、「マスクをしていない人を絶対に責めるな」と言っています。そういった事情がある人はいるし、そもそもその人がしゃべらずに静かにしているのなら、飛沫は飛ばないので、マスクなんていらないんです。電車の中だって、マスクせずに集まってギャーギャー大声出して騒いでいたら、「ちょっと静かにしてくれるかな」とは言いますが、静かにしているのならいらない。近い距離で大声出すならマスクをしろってことで。屋外では基本、マスクいらないですよ。

小林　最近は外を歩いている人も、たいていマスクしている。誰にうつすんやろ、誰がうつすんやろって思ってしまう。

宮沢　だから、鼻出しているくらい見逃してあげればいいじゃないと思うんですが、そういう判断ができない。融通を利《き》かせられないんですね。試験だから、全員同じ条件にするのがルールだというんですが、そのルールに何の意味もないんです。じゃあ、誰がこんな非科学的で無意味なルールを作ったんだという話になるわけで。

自粛警察の総本部はマスコミ

小林　本当はマスクはＴＰＯに合わせて自分で判断して、つけたりはずしたりすればいいだけなんだよな。

宮沢　そうなんです。

小林　日本人のルールを厳格に守るという性質は、いいほうに働くこともあるんだけどね。災害時に物資を配給するときにきちんと行列するとかさ。だけど、悪いほうに働くと、何が何でもルールを守れと。いつでもどこでも常にマスクしろとエスカレートして、マスクしていない人を非難するようになる。

宮沢　なんでそうなるんですかね。

小林　感染の原理を理解していない人が多いからでしょうね。正しい知識が伝わっていないから、とりあえず常につけておけば安心だと。そういう人が増えて多数派になっていくと、マスクしない人はだんだん人の目が気になるようになって、〝マスク警察〟に何言われるかわからないという不安が生まれてくる。「みんな好きでマスクしているわけではなくて我慢してつけているだけなのに、なぜお前はしないんだ」という同調圧力に負けてしまうんだよね。

宮沢　それでみんなつけているのがウレタンマスクだったりするので、つけてる意味がない。ウレタンマスクは〝なんちゃってマスク〟で、飛沫が飛ぶのを防止する効果は非常に低いんですよね。マスクが必要な場面で効果がなければ意味がない。

小林　そう、そう。ウレタンマスクのほうがデザイン的にかっこいいからって、うちの奥さんからもらったんだけど、すごく息がしやすいわけよ。穴が大きいから。それで美容室に行って髪を切ってもらったら、喉に違和感を感じてゴホゴホ咳《せ》き込んでしまった。マスクを見たら、カットされた短い毛がびっしり詰まっていて、なんだこりゃと。細かい毛がマスクを素通りして喉に入っていたんだよ。これ、何の意味もないなと。

宮沢　ウレタンマスクの効果が薄いとわかってきて、最近は〝ウレタンマスク警察〟も出現しているそうですけどね。

小林　わしはそれ、やってもいいな（笑）。ウレタンマスクしてカッコつけている若いヤツ捕まえて、「お前、何やそれ、ウレタンやないか」「がんがん漏れているぞ、飛沫が」って（笑）。

まあ、これは冗談だけど、〝マスク警察〟だけじゃなくて、時短要請に従わずに営業している飲食店に抗議の電話をしたりする〝自粛警察〟ってのもいるじゃない。こういう人たちを扇動しているのがマスコミなんだよ。マスコミが〝マスク警察〟や〝自粛警察〟の総本部なんだよ。商店街の映像流して「こんなに人が溢れています！」ってやるから、抗議の電話がかかってきて、店は閉店せざるをえなくなる。

宮沢　そのくせ、営業している店に抗議が殺到すると、それをまた番組のネタにして「こういう嫌がらせはやめましょう」って言うんですよね。「緊急事態宣言を出せ、出せ」って言っておいて、いざ出たら「ホテルや旅館が大変なことに」って言う。こういうのをマッチポンプって言うんですよ。

玉川徹は完全なる素人

小林　マッチポンプというか、要するに、政権批判につながるネタならなんでもよくて、全部拾って使ってるだけなんだよ。自分たちがマッチポンプであることにも気づいていないんじゃない？

だから、テレビが大衆を扇動している。大衆を扇動して政府を動かしているんです。テレビは視聴率1％で１００万人が見ている計算になり、『モーニングショー』なんて1回目の緊急事態宣言中に最高で15％取っているので、１５００万人が見たことになるんよ。これはものすごい影響力ですよ。しかも、『モーニングショー』が、コロナは恐怖の感染症だと煽りまくってこれだけの視聴率を取ると、他局も追随して、「コロナ怖い」一色になってしまった。

宮沢　東京のテレビ局はみんな「コロナ怖い」ですからね。関西はそうでもないけど、東京はそう。だから、東京の人が一番怖がっているんですよね。

小林　わしはよく「素人は黙ってろ」と罵《ののし》られるんだけど、玉川徹なんて完全なる素人ですからね。コロナについて何も知らないド素人だけど、キャラが面白くて、視聴率の取り方を知っていて、むちゃくちゃだけど、同じ素人である視聴者にこう言えばウケるということをよくわかっているので、ものすごい影響力をもってしまっている。

宮沢　あれには参りますね。影響力が大きいですから。

小林　玉川は、ＰＣＲ検査をやりまくって感染者を隔離すれば、抑えられると主張していたけど、それで感染拡大を抑え込んだ国ってどこにもないんですよ。だけど、こいつらはＰＣＲ真理教で、「検査して隔離しろ」と言い続けてきたから、政府もやらざるをえなくなったわけでしょう。「ＧｏＴｏキャンペーンやめろ」とか、「緊急事態宣言を早く出せ」とか主張して、政府を従わせてきたわけですよ。マスコミと政府は完全につながった状態になってしまっている。

宮沢　マスコミが世論を扇動し、言う通りにしないと政権支持率が落ちていくんですよね。緊急事態宣言とか、過剰な対策をしないと支持率が落ちるようになっている。

小林　そうなんですよ。マスコミは「第四の権力」だといわれてきたけど、緊急時には「第一の権力」になるんだよ。マスコミが政府を支配している。

80年前にアメリカとの戦争に突入してやめられなくなったのは、軍部が暴走したからだといわれているけど、実際は新聞が戦争を煽って世論を焚きつけ、軍部を後押しして、それに政府は抗《あらが》えなくなったんだよね。

だから、今は戦時中と同じ状況。マスコミが支配する全体主義なんですよ。ド素人の玉川徹が扇動して、行き着く先は焼け野原。

「自由を捨てさせてくれ」と願う人々

小林　そういうことがわかっていないから、厳しい対策を採用して、制限をすればするほど、みんな「これで感染が収まる」と信じて喜ぶんだよ。今さら封じ込めなんかできるわけないのに。

テレビが町の人へインタビューをすると、「つい緩んで、出てきてしまうんですよね。いっそのこと、ちゃんと外出禁止にしてくれればいいんですけどね」とか、「早く緊急事態宣言を出すべきですね」と言うわけよ。うわー、すげえなと。自分から自由を捨てさせてくれと。強制的に自分の自由を奪ってくれと言っているんだから。「それなら中国に行けば」と言いたくなるよ。

香港を見てご覧なさいよ。自由が失われるから、あれだけ命がけで戦って、周庭《しゅうてい》（アグネス・チョウ）さんは1年近い禁固刑になっちゃったでしょう。自由のために戦ったらそうなったわけよ。牢屋の中で、服を何枚も重ねて寒さに耐えながら、刑が解かれるの待っているわけでしょう。あんな若い女の子が。

香港にはそれだけ自由を守ろうという若者がいるのに、日本人は「自由をどうか捨てさせてください」「放棄させてください」と言っているんだから、自由のありがたみをまったくわかってないよね。それがすごい。イザヤ・ベンダサン（『日本人とユダヤ人』などの著者。評論家、山本七平の筆名とされる）は「日本人は、水と安全はタダと思ってい

図4 **感染がピークアウトした後に、緊急事態宣言が出され、延長された**

──全国・東京都の検査陽性者数と実効再生産数の推移

検査陽性者数の推移

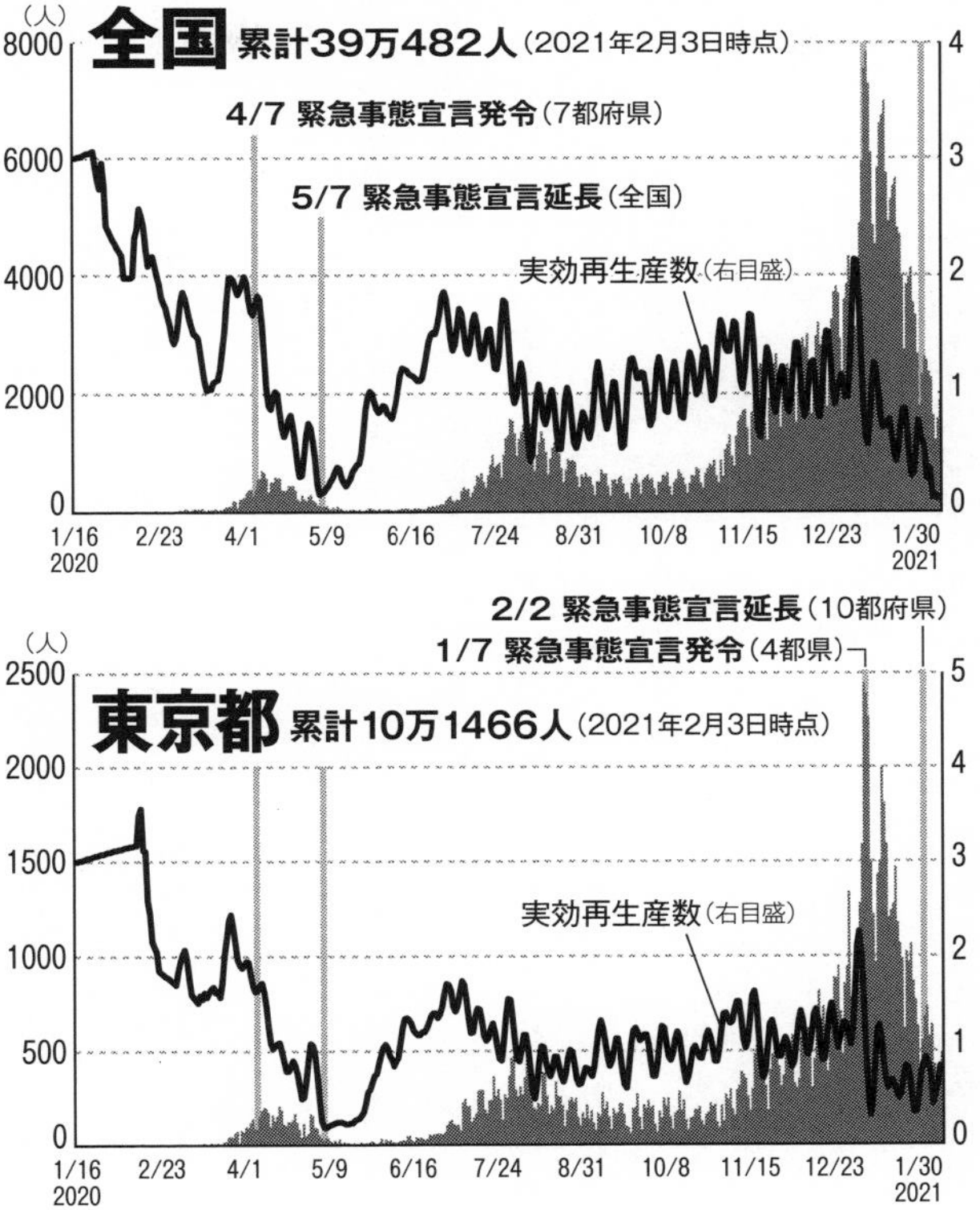

＊検査陽性者数は、全国：厚生労働省、東京都：福祉保健局のオープンデータ（報告日ベース）より。
＊実効再生産数は、「1人の感染者が平均して何人に感染させるか」を表す指標（推定値）。公益財団法人九州経済調査協会DATASALAD「新型コロナウイルス国内感染データ」より。同サイトでは算出にNHK公表の感染者数データ（報告日ベース）、Rt Covid-19 Japan（https://github.com/souring001/covid-19）を利用している。

る」と喝破《かっぱ》したけど、「自由」もタダだと思っている。そういう認識でずっと来ちゃったんだよ。

宮沢　自由を捨ててもいいと思わせるほど、マスコミがコロナは怖いと脅かしたということでもありますね。

小林　そう、そう。

無症状者を2週間隔離するって、刑務所に入れるのと一緒ですよ。2週間働けなくなったら、会社潰れたり、仕事失ったり、死活問題になる人だっているよ。

日本は異様なまでに隔離にこだわっていて、自宅療養じゃなくて、とにかく隔離しろって言うんだよ。WHOも隔離しろとは言っていなくて、「自宅療養」を「隔離」と言っているだけ。アメリカとかでも、無症状者や軽症者は自宅療養なんだよ。

宮沢　そうですよ。検査で陽性だったら、食料買い込んで家にこもるだけ。

小林　ところが、日本だけは病院やホテルでの隔離に異常にこだわっている。感染症法で隔離することになるんだけど、玉川が強硬に主張するから、厳格にやらなきゃいけなくなっている。ハンセン病のときと同じで、それでどれだけ差別が広がったと思ってるんだよ。

宮沢　おなかすいて病院から抜け出したやつをけしからんって怒っていましたね。そりゃ、おなかすくでしょう。だって、健康なんだもん（笑）。

小林　そうなんだよ。

宮沢　看護師さんに買ってきてって言えないから、自分で買いに行っただけじゃないですか。何がいけないんですか。健康な若い人はおなかすくんですよ。

小林　フリーアナウンサーの赤江珠緒《あかえたまお》さんが感染して隔離されて、夜にとにかく腹が減って、それを看護師さんに言うのが嫌で、インスタントラーメンを食べようと思ったんだけど、お湯がないんだって。だから、そのままボリボリ食べたと。

宮沢　隔離されたら、そうなっちゃいますよね。

小林　新型コロナ特措法なんて、当初、病院から逃げ出したら懲役刑とか言ってて、「オドレら正気か？」って本気で思ったよ。野党もコロナ脳だから、正面から反対しないんだよ。何のための野党だよ。

移動の自由とか言論の自由というのは、憲法が保障している基本的人権で、コロナの抑制はそれを犠牲にするだけの価値があるのかということですよ。

これに反論する人たちは「公共の福祉」を持ち出してくるはずで、公共の福祉に反するのなら人権の制限は正当だと主張すると思う。だけど、1年たって、コロナはインフルエンザ以下であることがはっきりしたわけで、インフルエンザで感染者を隔離したりしていないわけですよ。だから、公共の福祉には合致しない。憲法違反になるんです。違反じゃないというなら、整合性を保つためにインフルエンザ感染者も隔離しないといけなくなる。

宮沢　インフルエンザ感染者1000万人をどうやって隔離するんですかね。

小林　とんでもない事態ですよ。

東京新聞（2021年1月18日付）に宮子《みやこ》あずさという看護師の人がコラムを書いていて、感染症法の前文には、「過去にハンセン病、後天性免疫不全症候群等の感染症の患者等に対するいわれのない差別や偏見が存在したという事実を重く受け止め、これを教訓として今後に生かす」という一文があると。これは、過去にハンセン病などの感染症の患者を、他人にうつすリスクがほとんどないにもかかわらず、隔離、監禁したことで患者に対する差別が広がったことへの反省なんですよ。

ところが、政府は、コロナ陽性者が病院から抜け出したら罰することにした。これ、療養の要請じゃなくて、完全な隔離ですからね。ハンセン病のときにそれをやって人権侵害になったから、極力やらないという前提で感染症法は作られているんだと。だから、宮子さんは「社会の安全を理由とした強制入院には、慎重なうえに慎重であるべきだ」と言っている。

宮沢　その通りですよ。差別を助長するし、自営業や個人事業主の人たちだと、仕事を失いかねない事態になりますよ。

ワクチン接種だって、強制したら憲法違反ですからね。最初は医療関係者から打つんでしょうけど、強制したら憲法違反ですよ。打つ、打たないを決める権利はある。

小林　だから、今、誰か国を訴えてくれないかと思うわけ。コロナで隔離された経験のある人たちで集まって、国のコロナ対策は憲法違反だと訴えれば、裁判所は本当に公共の福祉に合致するか否かを審理することになる。そうなれば、わしや宮沢さんや仲間たちみんなで、科学的知識やデータをがんがん入れて、弁護団を組んでバックアップする。わしは勝てると思うよ、国に。

お化け屋敷でキャーキャー言うのと同じ

小林　だけど、1年もたつと、さすがに世の中の人たちも、何かおかしいって気づき始めているよね。2回目の緊急事態宣言が出たにもかかわらず、今日みたいなポカポカ陽気の日曜日だと、みんな外にまろび出てくるわけでしょう。でも、夜になったらすっと家に帰ってこもり、明日の月曜日になったら、テレワークだステイホームだと。ウイルスに日曜も月曜もないと思うんだけど。

宮沢　1回目のときよりは緊張感がなくなっていますね。

小林　そうだね。動画配信の『オドレら正気か？』でも話したんだけど、泉美木蘭さんが、時短要請に従わずに夜も営業を続けている新宿の焼き鳥屋に行ってみたんだって。その店を応援しようという客で、店は満員だったと。それで常連客の間の席に座って飲んでいたんだけど、常連さんがコロナについて解説してくれるんだって。インフルエンザに比べてどうとか、ウイルス干渉が起きて失速したとか、大声出さなきゃいいとか、全部、今までわしらが語っていた内容だったけど、「へぇー、そうなんですか、なるほどー」って何も知らないふりして聞いてあげたと言っていた（笑）。

だから、敵は最高視聴率15％のワイドショーだけど、『コロナ論』で描いたり、ネット動画で話したりしたことがね、もちろん、宮沢さんがテレビで話したり、ツイッターで書いたりしたこともね、伝わる人には伝わりつつある。そういう人たちは、言いたくてしょうがなくなって、他の人に話すから、口コミで広がっていく。「蟻の穴から堤も崩れる」っていうけど、マスコミに対する不信感はどんどん高まっているから、一気に崩れる可能性はある。あいつらはそれを恐れているんだよ。

宮沢 だから私のことを必死こいて叩くんですかね。

小林 それはそうよ。国民にかけた洗脳を解除されてしまうかもしれんから。テレビカメラの前で叩いて、「宮沢の言っていることは間違いだ」ってことにしているわけだから。

ツイッターなどで叩いてくる一般の人たちは、本当に怖がっているんだと思うよ。「こいつはなんて恐ろしいことを言うんだ」って。

宮沢 世論調査では、2回目の緊急事態宣言を支持する人は8割くらいでしたからね。怖がっている人はまだまだ多いと思う。

小林　怖がっている人はずっと怖がっている。特に第三波は陽性者数が増えたからね。だから、なんていうんかな、作り物の恐怖、非科学的な恐怖に脅えていて、お化け屋敷でキャーキャー騒いでいるみたいな感じというか。女の子が本気で怖がってキャーキャー叫んでいるけど、作り物だとわかっていて怖くも何ともない人は、全然怖がらない。わしはお化け屋敷って全然怖くないんよ。ジェットコースターは怖いけど。だから、まったくの幻想だよね。幻影を見せるやつらがいて、それを見て怖がっている。

それで、怖がりすぎてコロナ脳になると、「経済より命」なんて言い出すんだよ。

わしが、「インフルエンザと同じように集団免疫に達しないとコロナは終わらないから、普通に生活しよう、経済を回そう」と言うと、怒り狂って「老人は死んでもいいのか」「経済より命だ」って食ってかかってくるやつらがおる。この発言を聞いたときは、何を考えているんだと思ったよね。

経済を止めたら、もっと命が失われるし、しかも若い人の命が失われるんだよ。だから、わしは「経済のほうが上だ」と言いたいがために、1巻目の『コロナ論』を描いたわけよ。

この「経済より命」という言説が本当に卑怯なのは、コンビニの店員は働け、感染してもいい、スーパーの店員も働け、そこに食材を納める人も働け、電車やバス、電気や水道などインフラを支えている人も働け、感染しても死んでもいいから、と言っているに等しいからですよ。

テレワークできるのは一部のホワイトカラーのサラリーマンだけですよ。自分たちが家で悠々と優雅に暮らすために、必要なものは止めるなと。基幹産業の人間は働け、エッセンシャルワーカーは働け、感染しても知らん、お前たちは奴隷だからって。すっごく卑怯なうえに、選民思想まで入っている。なぜそうした職業の人たちの感染リスクからは目をそらすの？

「経済より命」と主張するなら、「全員休め」って言うべきだよ。コンビニも休め、スーパーも休め、ごみ収集車も全部休めと言わないと。そうしたら、初めてみんな目が覚める。食べるものがない、ごみはどんどん溜まっていく。経済が動いていないと生活できない、生きていけないことに気づく。

宮沢　そうですよね。人間は、自分が本当に困るまでわからないんですよね。日本が沈没するまでわからないんだと思う。

小林　そうなんよ。「経済より命」と言うなら、病院も休まないといけない。医者や看護師なんて一番感染リスクが高いわけで、なぜ命をかけて危険な仕事をしなきゃいけないの？　老人の命が大事だって言うなら、医者や看護師の命だって、同じように大事やんか。医者や看護師もみんなステイホームしていいよと言わないと矛盾している。

宮沢　ほんまやわ（笑）。

小林　コロナでは1人も死なせていかんみたいなムードだけど、今までインフルエンザでは1万人死んでも、まったく気にせず、経済活動してきたよね。じゃあ、もしコロナが収束して、今度はインフルエンザが流行ったというときに、同じように「経済より命」と言って、緊急事態宣言出してステイホームするのか。毎日、テレビで「今日のインフルエンザ感染者は何万人、死者は何百人」と流れて、それ見て脅えて過ごすのか。ここまで言えば、いいかげん何かがおかしいってわかるでしょ。

だから、わしは最初から「経済は命の基盤だ。経済がなかったら命が保てないよ」とずっと言ってきたんですよ。コロナは経済を止めるほどのものでもないし、人権を制限するほどのものでもないんです。

第3章

テレビが伝えない科学的真実

PCR検査陽性＝感染者ではない

小林 コロナに関しては非科学的なデマがまかり通っているから、まずこの点をきっちり正しておきたい。

宮沢 本当に、嘘ばかりですよ。

小林 たとえば、大阪府の吉村洋文《よしむらひろふみ》知事が記者会見で、「PCRで陽性になった人は陽性者であって、それはイコール感染者ではない」と当たり前のことを言ったんですね。そうしたら、これに対してすごい反発が起きたんだよ。もうびっくりして。

宮沢 私もびっくりしました。「やっと言ってくれたか」と思ったんですが、世の中にはわかっていない人が想像以上に多かった。

小林 えっ、そこ？ まだそんな初歩？ って感じだよね。

宮沢 PCR検査で陽性と出たとしても、通常は発症していない人は感染者とは呼ばない。単にウイルスが付着しているだけで、ウイルスが細胞の中にまでは入っていない人もいる。そういう人はもちろん無症状なんですが、たとえ細胞に入り込んでいたとしても、局所で留まっていて症状がほとんど出ない場合もあります。

小林　厚労省は最初から「検査陽性者」と呼んでいて、わしがしょっちゅう見ている東洋経済オンラインの特設サイトも、最初は「感染者」だったけど、いつからか「検査陽性者」になった。途中で気づいたんだよね。

宮沢　体の中にウイルスがいるんだから感染者だろうと思っている人が多いんですね。だけど、コロナに限りませんが、けっこうみんな持っているけど発症していない細菌やウイルスっていっぱいありますよ。サルモネラ菌を持っている人はけっこういて、大便を調べるとわずかに出てきますよ。肺炎球菌（肺炎や気管支炎などを起こす球菌）も乳幼児の頃はみんなけっこう持っていて、高齢者の3～5％くらいが保菌していて、高齢になって免疫が落ちると肺炎を発症することがある。健康な人の大便のサンプルを採ってきて調べると、知らないウイルスなんか山ほど出てきますよ。

コロナウイルスに曝露して、ほんの少量ウイルスを持っていて発症していない人なんて、山のようにいます。だから、「検査陽性者を全員隔離しろ」って、アホかと。ＰＣＲ検査で引っかかってくるのはほんの一部で、ウイルス持っているだけの人なら、そこら中にうようよいるんだから何の意味もない。

小林 まったくその通りや。

宮沢 しかも、無症状の人はウイルス持っているというだけで、他に人にうつさないですよ。ほとんどうつさない。

アメリカのフロリダ大やワシントン大の研究者らがコロナの家庭内感染率を調べた研究結果が２０２０年12月に発表されていて、無症状の人が他の家族に感染させた確率は０・７％だった。有症状者の場合は18・０％です。

家の中ではマスクしないし、食卓囲んでご飯食べて、ときには大笑いしたり、大声出したりもするでしょう。家族は常に濃厚接触をしているわけで、非常に感染が起きやすい状況だけど、無症状の人からはたった０・７％。

たぶん、この０・７％は、夫婦間のディープキスだと思う（笑）。

小林 ディープキスの例え、好きだよね、宮沢さん（笑）。東京でやったシンポでも、それ言って会場の笑いとってたもんな。

どうやって感染するのか

宮沢　だけど、夫婦間でもほとんどうつっていないわけですよ。無症状の人の場合、家庭外だったら、うつす確率はほぼ0％でしょう。不倫とか、性風俗とかでうつすことはあるかもしれないけど。

小林　だけど、無症状といっても、潜伏期にある人もいるわけじゃない？　コロナは発症前後にウイルス量が増えて、もっとも人にうつしやすくなるといわれているよね。だけど、発症直前だとまだ無症状だから、本人は気づいていないんじゃないの？

宮沢　発症直前の人がそれに気づかずに長時間の飲み会などに参加すればうつす可能性はありますが、普通にしていれば症状が出ている人でもほとんどうつさないですよ。道を歩いていて他人にうつすなんてことはありえない。

　だから、発症直前か、あるいは発症してウイルス量が最大になっている人が宴会に参加して、少々ハメをはずしてクラスターが発生したというケースがほとんどだと思います。食事やカラオケ以外の場所ではみんなマスクしていますからね。

私、クラスターが発生した新宿・歌舞伎町のホストクラブへ、調査のために話を聞きに行ったことがあるんです。

小林　そんなとこまで調査に行ってるのか！（笑）

宮沢　そこのオーナーは店をたくさん持っていて、そのうちの何軒かでクラスターが発生していた。オーナーは、「どうすれば感染が起きるのか理解したので、今は完璧に対策して、起きないようになった」と自信満々だったんですよ。それで店の中を見たら、誰もマスクしていない。客との距離を少し空けて、静かに会話しているだけなんですが、その程度の対策だけでクラスターが起きなくなったと言っていた。

それで、「どういう状態だとクラスターが起きる思います？」と、当時の店内の状況を撮ったビデオを見せられたんですが、文字通り、ドンチャン騒ぎでした。シャンパン回し飲みして大騒ぎしているのが映っていた。

小林　なるほど。

宮沢　欧州のロックダウンした国なんかは、ロックダウンしても全然、感染拡大が止まらなかったじゃないですか。それで、イギリスに住んでいる友人に聞いてみたら、外の店が閉まっているから、やることのない若い人たちは家に集まってパーティをしているそうで、そら止まらんわと（笑）。

日本でも、第三波は年末年始の頃に感染のピークが来ているんですよね。検査陽性者数のピークは（２０２１年）１月８日ですが、「発症」のピークは１月４日で、感染から症状が出るまで約１週間くらいのタイムラグがあるので、「感染」のピークは昨年（２０２０年）の年末の頃になるんです。２回目の緊急事態宣言（１月７日）が出るよりずっと前にピークアウトしていたんです。忘年会や新年会が原因の可能性もありますが、私は違う考えをしています。

重症化する人の場合、だいたい発症から10日で重症化するんですが、検査陽性者数がポーンと跳ね上がった割に、１月14日頃に重症者数って上がってこなかったんです。おかしな数字が出ている。

忘年会をやったのが若い人たちばかりという可能性もあります。あるいは、帰省する人が「高齢の親にうつしたら大変だ」と思って、帰省前の年末に休みに入ったところで民間のＰＣＲ検査を受けて、無症状の人がいつもより多くカウントされたのかもしれない。一番可能性が高いのは気温差ではないかと考えています。ブロガーの藤原かずえさんが気温差と陽性者数の相関をみているのですが、見事に一致しています。宴会が増えたことよりも気候の変化が第一要因だと思います。

いずれにせよ、室内で、近距離で、マスクせずに大声で長時間しゃべり続けると、飛沫を吸い込むからダメで、そういうときはマスクをしろってだけのことなんです。5人以上の会食はダメで4人ならOKというのもおかしな話で、4人だって大声でしゃべったらダメですよ。

小林 そりゃそうだ。

宮沢 酒を飲んで酔っぱらって盛り上がると、声が大きくなりがちで、飛沫が飛びやすくなる。その状態で何時間も一緒に過ごすわけでしょう。カラオケボックスや居酒屋、キャバクラやホストクラブでクラスターが発生するのはそういうことですよ。

コロナウイルスの正体

小林 だけどさ、わしが主催する「ゴー宣道場」は終了後に門下生が毎回、飲み会やってて、隣の席の人の声が聞こえないくらいうるさいんだよね。去年も今年も毎月やってるのに、感染者が一人も出ない。ありゃ不思議だよ。

宮沢　人がウイルスに感染するには、それなりのウイルス量が必要なんです。

世の中には、まだ細菌とウイルスの区別がついていない人が多いんですが、細菌というのは一応、生物の最小単位とされていて、自分自身で増殖できるんですね。一方のウイルスは他の生物の細胞に侵入しないと増殖ができない。細菌だったら、環境が適していれば勝手にどんどん増えますが、ウイルスは増えない。ドアノブやテーブル、あるいは手に付着しても、放っておけばいずれ失活（死滅）します。新型コロナウイルスの場合、鼻や喉、肺などの粘膜に付着しないと増殖できません。

ウイルスが1個でも体に入れば感染すると勘違いしている人が多いですが、たとえば、ネコの病原性コロナウイルスであるネコ伝染性腹膜炎ウイルスの場合、感染性を持つウイルスは100個に1個くらいで、99％は細胞に感染して増殖する能力がないウイルスなんです。では、このネコ伝染性腹膜炎ウイルスが何個入ればネコに感染するかというと、およそ1000個から1万個ということが実験でわかっています。私たちはワクチン開発のために動物に病原体を感染させて実験をするんですが、ウイルスの場合、ちょっとやそっとでは感染しない。そんなに簡単に感染するんやったら苦労せんわって思う。

じゃあ、新型コロナウイルスは何個くらい入ると人への感染が成立するかというと、人間で実験できないのではっきりとはわからないのですが、新型コロナのワクチン開発では、アカゲザルを使った動物実験をしていて、アカゲザルに感染させるために100万個単位のウイルスを肺に直接流し込んでいるようで、そのレベルの量を入れないと確実に感染させられないと研究者が判断したのだろうと思います。これまでのウイルス研究の蓄積から判断して、人の場合、最低でも1万個くらいのウイルス粒子が入らないと感染しないだろうと推測しています。

発症前後で体内のウイルス量が最大になっている状態で、口の中に1ミリリットルあたり100万個くらいのウイルスがあって、その内1万個が唾液や飛沫で他人の口の中に入って感染が起きる。そんなイメージだと思います。ウイルスが1万個入った唾液の量は、10マイクロリットルくらい。小さなスポイトで1滴採ると20マイクロリットルなので、その半分くらいの量です。半滴です。

小林　そういう風に説明してもらえると、イメージしやすいな。目の前にコロナ発症直前の人か、発症した人がいて、マスクをせずにしゃべっていて、その微小飛沫が飛んできて、トータルで半滴分の唾液を吸い込むと、たぶん感染するだろうと。

宮沢　そういうイメージでいいと思います。飛沫感染なんて発症前後の人からでないと、そうは起きないんです。大量の微小飛沫を直接吸い込んで、鼻や喉、あるいは肺に直接付着しないとなかなかうつらない。飛沫が大きいとウイルスは大量に含まれますが、大きい飛沫は遠くに飛ばなくなるから、ちょっと離れるだけでいい。

小林　だけど、コロナは「空気感染」するとか、「接触感染」するとか、いろいろ言われているじゃないですか。飛沫だけ気をつけておればいいの？

宮沢　空気感染というのは定義がはっきりしていなくて、飛沫だって空気中を飛んでくるのだから空気感染じゃないかとも言えるわけで、どこで線引きするのかという問題があるんですけどね。

ＮＨＫがくしゃみや咳で口から出た唾液の微細粒子を見えるようにして、極小の飛沫が浮遊している様子を映像化していましたが、あんな風にずっと空気中を漂い続けるのは、直径が5マイクロメートル以下のものすごく小さな粒子で、1つあたりに含まれているウイルスも少ないんです。計算してみたんですが、口の中に100万個のウイルスがあって、そこから微粒子が飛び出して、その微粒子でウイルス1万個を吸い込もうとしたら、1億5300万個の微粒子を吸い込まないといけない。理論的にはありうるけど、現実にはまずない。

こういう微粒子はマスクを素通りしますが、やはり含まれているウイルス量が少ない。大きな飛沫はマスクで止められるので、必要な場面ではマスクをしたほうがいいよねということになるわけです。

一般的には、空気感染する感染症の基本再生産数（1人の感染者が何人に感染させたかを表す数値）は、たとえば、麻疹《ましん》（はしか）で12〜18、百日咳で12〜17とされていて、コロナは大きく見積もってもインフルエンザと同程度の2〜3くらいとされているので、従来言われていた空気感染は、まぁしないよね、という話になるかと。

外を歩いていて感染した人なんていませんよね。映画館やパチンコ屋、スーパー、コンビニ、電車や飛行機でクラスターって発生してないですよね。空気感染するなら、そういった場所でも集団感染が起きているはずです。

小林　なるほど。

宮沢　飛沫の微粒子なんて、風に乗れば1キロ先でも飛んでいきますよ。そんなもの気にしていたら生活できません。

消毒は必要？

小林　接触感染はどうなの？　店に入るたびにアルコール消毒させられるし、神経質な人は家中をアルコール消毒しているよね。

宮沢　接触感染も、基本的にはほとんど気にする必要はないと思います。発症者の飛沫がドアノブとかテーブルとかに飛んで、それを手で触って、さらに手から口に入ったとして、半滴くらいの量になることってほとんどないでしょう。シャンパンの回し飲みとかする人たちがいるので、絶対にないとは言い切れませんけど（笑）、普通はない。そういうことをしなけりゃいいいんです。

さっきも言いましたが、細菌と違ってウイルスは自分で増えたりしないんですよ。放っておけば消えていく。一般の人からいろんな質問を受けるんですけどね。「ウイルスは野菜についたら増えますか？」って、ウイルスは野菜の細胞に取りつかないので増えません。「タオルでうつるんじゃないか」、いや、手を洗ったあとにタオルを使うので、そんなについてないし、タオルでウイルスは増えません。「髪にウイルスがついていたら、髪を洗うとうつるんじゃないか」って言うので、なんで？　って聞いたら、洗った水が目に入るからだと。仮に髪についていたとしても大した量ではないし、洗えば水で希釈されるので、目に入ったとしても感染するほどの量にはなりません。そもそも目からウイルスが入って全身に感染するという説も、かなり疑わしい。局所で感染は止まると思います。

政府が提示しているコロナ対策では、「ウイルスが手について、それを口に運んで感染するから、手洗いしましょう」と言っているわけですが、こんなこと、まず起きないと思います。「石鹸で手を20秒洗う」なんてのは過剰対策なんです。

細菌だったら増えることもあるので、1個たりとも残さないという考え方があるかもしれませんが、ウイルスの場合はそこまでする必要はない。仮に手にウイルスがついていたとしても、感染が成立しない量にまで減らせばいいだけのことだから、流水で10秒洗えば十分なんです。私らウイルス研究者なんて、普段、石鹸で手を洗わないです。実験中には手袋してエタノール消毒はしてますが。

小林　わしはこの「水で洗い流すだけで十分」というのが気に入っとるんよ。楽でいいじゃない。あれもやれ、これもやれじゃ、ストレスになるし、面倒くさくなって続けられないんよ。店に入るたびにやらされる消毒スプレーも苦手で、あれも勘弁してほしい。わしの手はツヤツヤで、女性の手のようにキレイだと言われるんだけど、これがすごい荒れてカサカサになるんですよ。

宮沢　石鹸も酷いですよ。研究室の秘書さんなんて肌が弱くて、石鹸で手を洗いすぎて真っ赤になっています。

小林　そもそも手には常在菌がいて、ウイルスから守っているわけじゃないですか。消毒すれば常在菌が死滅して、逆にウイルスがとりつきやすくなるんじゃないかと思うわけ。

宮沢　コロナは手から感染しませんけどね。口に持っていかないと。

水虫は白癬《はくせん》菌という菌が病原体ですが、私、水虫になったときにね、一生懸命、足の裏を軽石でこすって洗っていたんですよ。それで皮膚科に行ったら「洗っちゃダメだよ。まして、軽石でこするなんてもってのほか」と言われて。常在菌もあるんですが、皮膚は抗菌物質出していて、皮膚を傷つけたらそれが出なくなっちゃうから洗っちゃいけないって。「石鹸もつけるな」と。それでこすって洗うのをやめたら、あっという間に治りました。

小林　へえー。人間がもつ本来の力で治るんだねえ。しかし、石鹸がダメなら、アルコール消毒もダメでしょ。

宮沢　よくわかりませんが、皮膚を傷めるのは確かでしょうね。エタノールは細胞を傷めますから。本当にウイルスにべちゃべちゃ触ったら、アルコール消毒したほうがいいですが、触ってもないのに頻繁に消毒してたらよくないでしょうね。

イソジン（ポビドンヨード）での、うがいもそうですよ。大阪の吉村知事が大バッシングを受けましたが、イソジンでうがいしすぎると、粘膜が傷ついて防御能力が下がり、かえって風邪を引きやすくなるという研究結果が京都大学から出ています。だから、うがいは水で十分です。

広島市70万人検査の無意味

小林　ウイルスを1個でも持っていたらダメという間違った発想は、今やっているPCR検査の根底にも流れているわけだよ。

今回のコロナ騒動で一番問題なのは、2類感染症相当以上の指定感染症（※）に指定したことです。それによって検査で陽性になった人を隔離することになり、病院側も2類に合わせた対応が必要になって、医療崩壊が起きそうになった。

その次に問題なのは、わしはPCR検査そのものだと思っている。PCR検査なんてものがあるから〝PCR真理教〟が生まれ、玉川徹や岡田晴恵ら〝教祖〟が「PCR検査をやりまくって無症状者も全員隔離しろ」とか言い出して、対策がめちゃくちゃになっているわけですよ。

宮沢　私もそう思います。今、混乱が起きているのはPCRのせい。いや、PCRをやってもいいんだけど、解釈を間違えて使っているから混乱が起きている。

何が問題なのかというと、限界を狙っていることです。ウイルスをたった1個でも見つけようとしている。仮に、検査対象者の唾液1ミリリットルあたり10個のウイルスがあったとしても、その人が他人にうつすことはないんです。おそらく1ミリリットルあたり

※　新型コロナウイルス感染症は2020年1月、感染症法第6条第8項に基づく「指定感染症」として政令で指定された。21年2月13日に施行された改正感染症法では、新たに「新型インフルエンザ等感染症」に位置付けられた（142〜143ページの図8参照）。

１００万個ぐらいになってないと飛沫感染でうつりません。
だから、限界狙ってＰＣＲを高感度で実施して何の意味があるのかってことです。ウイルスを数個持っているだけで症状の出ていない人まで、ＰＣＲで見つけて隔離するとか、尋常じゃない。

小林　広島県の湯崎《ゆざき》英彦《ひでひこ》知事は、広島市中心部の市民と就業者を対象に最大70万人、ＰＣＲ検査をやると言い出している。そのあと、陽性者が減ったため、当面は一部の区の事業所に限ってやることになったみたいだけど。

宮沢　まったく、馬鹿げていますね。

小林　世田谷区の保坂《ほさか》展人《のぶと》区長が「誰でも、いつでも、何度でも」と言い出して、希望する住民にＰＣＲ検査をするとか言っていたけど、物理的に不可能で、ぐだぐだになっていったのを知らんのかな。

宮沢　何度も言うけど、ＰＣＲでやみくもに検査して隔離しても意味ないんですよ。本当に感染させる人を見つけて隔離しなきゃ。現時点では現状のＰＣＲ検査では区別が難しい。国はうつさない人までも隔離しようとしてる。

小林　陰性証明に使いたいんじゃない？

宮沢　ＰＣＲが陰性だったとして、それが有効な期間は、せいぜい1日か2日ですよ。そのＰＣＲをする3日前に感染していたらＰＣＲは陰性と出るし、検査の翌日に感染する可能性だってありますよ。何の意味があるんですかって。

小林　そう、そう。世田谷区は後退して、介護施設や障害者施設の職員1万5０００人に限定してやることになったけど、それでも何か月もかかる。終わったときには、「で？」ってなるよ。検査で陰性になった人が、その後、感染しているかもしれないんだから。

宮沢　もし広島市で70万人やったとしても、その結果を厚労省が集計している全体の統計に入れるのもやめてほしい。ＰＣＲ検査をする基準が違うんだから、混乱を起こすだけ。

小林　結果は本人に伝えるだけでいい？

宮沢　伝える必要もないと思いますよ。ただ、無症状者を隔離するのだけは絶対にやめてほしい。

　研究者の立場から言えば、本当は、市中でどれだけ流行っているのか、私らも知りたいですよ。だから、やってもいいけど、公表しないでいい、秘密にやってくれって思います。

小林　ああ、そうか。研究者にとっては、広島市民70万人を丸ごと検査したデータって貴重なんやね。
宮沢　はい。
小林　ウイルス持ってて無症状の人がこれだけいたのかと。
宮沢　そう、そう。「私ら5％くらいしか捕捉してへんかったね」といったことがわかります。

PCR検査が混乱の元

小林　わしは、今、全国でやっているPCR検査そのものも怪しいと思っている。民間の検査がものすごく増えているじゃないですか。ああいうのってどうなの？
宮沢　ちゃんとやっているところもあると思いますが……、素人が手を出すものではないですね。ウイルスが検出できる限界を狙わなければ別に問題ないんですが、例えばウイルス5個見つけるというようなことをやると、偽陽性が出まくるんですよ。「偽陽性は出ない」と言って反論してくる人もいるんだけど、現実には出ます。やればわかります。やったことないくせに言うなよという話でね。

ＰＣＲというのは、そのウイルスに特徴的な遺伝子配列を2倍、4倍、8倍と増幅させていって、検体の中にそのウイルスが存在するかを調べる仕組みで、ＤＮＡ（デオキシリボ核酸）を増やすんですよ。それで、増えるとどこかから漏れたりする。エッペンチューブというプラスチック製の小さな試験管をパコッと開けたときに、空気中に試験管内の液体がごくごくわずか飛び出してぷかぷか浮いたりする。換気しなければ何日でも浮いている。コンタミネーション（実験汚染）と言うんですが、浮いているＤＮＡが他の検体に混ざったりする。

ウイルスが１０００個あるかどうかを調べるなら、他から1個混ざっても結果は覆らないですが、5個あるかどうかを見つけるときに1個混ざったら、大問題ですよ。

私らはプロなので、限界を狙うときは非常に慎重を期して、同じ検査を独立した3か所の試験機関でやります。3つの検査所で3回やって結果を突き合わせますが、けっこう、検査結果が一致しません。プロがやってもですよ。それくらい難しい。

昔、民間に検査を依頼してケンカになったことがあります。半官半民の検査機関がありまして、京大の霊長類研究所のサルにSRV（サルレトロウイルス）という感染症の疑いが出たときに、検査を依頼したんですが、微妙な判定が多かったんですよ。私は陰性だと確信していたサルがいたんですが、検査会社は「陽性です」と言う。だから「データを出せ」と言ったら、「企業秘密で出せない」とふざけたことを言う。陽性だと殺処分することになるので、「サルの生き死にが関わっているんやで」と。それでも陽性だと言い張るので、結局、霊長研も殺処分したんです。私も意地になっていて、殺したサルを解剖して全臓器を調べたら、どこにもウイルスはいなかった。濡れ衣でした。

小林　そりゃひでえな。

宮沢　もう悲劇ですよ。

限界を狙わなければ、難しくないんですが、今は全国の検査機関で限界を狙っていますからね。

小林　最近は全自動のPCR検査機器が出回っていると聞くけど、あれはどうなの。

宮沢　あれもね、いろいろ聞いています。だんだん変な結果が出るよって。最初は出ないですよ。だけど、だんだん検査を繰り返すうちに内部が汚染されていくらしくて危ないんですよね。

最近はにわか検査会社が増えて、メーカーの人も指導にてんやわんやだと言っていました。結果の解釈の仕方もわかってないって。

ＰＣＲとハサミは使いようってことで、ＰＣＲは便利なものなんだけど、ちゃんと意味をわかって使わないと、おかしなことになるんです。

私、月刊『ＶＯＩＣＥ』の２０２０年６月号に寄稿したんですけどね。

１９４９年にジョージ・オーウェルが35年先の未来の監視社会を予測した『一九八四年』を発表しましたが、それになぞらえて、逆に現在から約35年前の１９８４年に新型コロナが出現していたら、どうなっていたかをシミュレーションしたんです。ＰＣＲが発明されたのは１９８３年で、すでに存在していましたが、診断に使える代物ではなかったので、無症状者を発見して隔離することはできなかった。軽症者もただの風邪だと思っているので、多くは家で寝て治したでしょう。流行性肺炎の原因が、コロナウイルスであると特定することはできたが、抗ウイルス薬もワクチンもない。だから、病院は重症者のケアをするだけで、インフルエンザと同じように、普通に淡々と対処していたはず。

医師も、欧米では大流行しているみたいだけど、日本は大したことないなと。ちょっとタチの悪い風邪だから、マスクして、手洗いして、うがいして、皆さん気をつけましょうねってことで終わっていた。ＰＣＲのなかった35年前のほうが、ずっとうまく対応できていたと思うんですね。

小林　わしもそう思うね。ＰＣＲなんてなかったほうがよかったよ。

変異株は怖いのか

小林　今、マスコミは変異株で大騒ぎしているよね。「イギリスで変異株が出た」「日本でも感染者がいた」と大騒ぎして、ものすごく恐ろしいもののように報道しているんだけど、実際はどうなの？

宮沢　答えるのがけっこう難しい問題なんですけど、変異というのはいくらでも起こります。私がコロナウイルスにかかったとして、鼻だの喉だのいろんなところで増殖したとすると、私の体の中で変異したウイルスが何種類も見つかると思います。

小林　２週間に１回変異すると言われているけど。

宮沢　2週間じゃないです。変異そのものは体の中で毎日何回も起きています。

ただ、変異したウイルスを遺伝子解析すると、何か所か変異が入っているんだけど、特徴的な配列がある、共通して変異が入っているところがあって、それで系統樹を書いて、何々系統、何々変異型と分けているんですね。たとえば、イギリスで特定の系統だけがぱぁーっと広がったから、変異型が出たと。変異はしょっちゅう起きているけど、その中で特定の系統だけが広がったから、出た出たと言っている。

いろいろ変異するなかで、どこが一番重要な変異なのかというのはつかみきれてませんが、一番外側にあり細胞と結合する部分のスパイクたんぱく質の501番目の配列とか、あと、もうちょっと上流のところの欠損しているところとか、そのあたりが重要だろうとはいわれていたんですね。これは試験管内の試験で予想されていて、それが実際に起こったから騒いでいる。

遺伝子配列の501番目のアミノ酸が変わった型が、イギリスだけでなく南アフリカにもあった、ブラジルにもあった、日本にもあったという話なんですよ。その系統がイギリスで増えて、全世界40か国ぐらいで確認されている。

じゃあ日本でも広がるんですかって聞かれても、そんなのわかりません。日本株のほうが強い可能性もあります。

小林　変異していくうちに、だんだん弱毒化していくっていうよね。強毒化すると、宿主が死んだり、重い症状で動けなくなったりして、感染が広がらなくなるので、結果的に弱毒化したウイルスだけが広がると。

宮沢　その通りで、弱毒化したウイルスのほうが広がりやすい。ウイルスには意識も戦略もなく、どっちが有利かを考えたりしないので、変異して強毒にいく方向と弱毒にいく方向はイーブンですが、強毒に進んだウイルスは宿主を動けなくするので、医療従事者や家族など近い人にうつるかもしれませんが、そこで止まる。弱毒化したウイルスは、軽症で宿主が動き回れるので、感染を広げられる。だから、弱毒のほうが広まりやすい。

今回の変異型は、宿主細胞の受容体と結合しやすいとされています。だからといって感染が広がりやすいとは限らなくて、結合が強すぎると今度は離れにくくなり、ウイルスは離れないと外に感染を広げられませんから。適度な強さが必要なんです。女性に対してもグイグイ押してばっかりじゃダメですよね。押したり引いたりの駆け引きが大事で。

小林　知らんわっ、そんなこと（笑）。

変異株は世界同時多発

宮沢　今回の変異型はそれなりに広がっているようなので、広まりやすいといえそうですが、強毒化しているか、弱毒化しているか、今のところまだ見えない。というか、今広がっているコロナウイルスはすでに弱毒化しきっているので、これ以上、弱毒にならないかもしれない。

小林　そういう見方もあるのか。

宮沢　変異型が怖い怖いとギャーギャー騒いで、イギリスやブラジルからの侵入を止めろ、みたいな話になっていますが、あれと同じ変異は日本でも必ず起きますからね。

小林　どういうこと？

宮沢　鎖国したって、日本でも同じ型が必ず生まれるということです。だって、年がら年中、ランダムに変異が起こっていくんですよ。その中で感染を広げるのに有利だったのが、イギリスで広がった変異型なんです。日本国内のどこかの誰かの体の中で、いつか必ず生まれて、それが本当に強いんだったら、増えていきます。当たり前です。

日本でも見つかって、報道では「渡航歴がないのに」「誰から感染したかわからない」と騒いでいますが、海外から入ってきたのではなくて、国内で生まれていても不思議ではない。

昔、私、犬のパルボウイルス（犬が感染すると激しい嘔吐や下痢を引き起こす）の研究をやっていたんですが、1978年ごろに急にイギリスで犬に強毒のパルボウイルスが出てきて、犬がばったばった死によったんですよ。ところが、1981年に弱毒タイプが見つかったんですね。そうしたら、あっという間に世界中、弱毒タイプに変わって、犬が死ぬ強毒タイプがこの世から忽然《こつぜん》と消えたんですよ。

そのときに、パルボウイルスの研究をしていたアメリカのコリン・パリッシュというプロフェッサーが、これはおかしいと。犬は飛行機に乗らないのに、何で世界中のウイルスがこんな同じ弱毒型になったんだって騒いでいた。

それで私らが1998年に、ベトナムや台湾の犬を調べたんですよ。そうしたら、何てことはない、世界同時多発で同じ変異が起こっていた。その変異型が広がりやすいのなら、世界中で同じ変異型が広がるんですよ。

小林　しょっちゅう変異が起きているから、そうなるんだと。

宮沢　そうです。いろんな変異がランダムに起きるんですが、感染を広げるのに有利な変異だったら、それが広がっていく。ここが有利だという変異があるわけですよ。そこに変異が入るのは時間の問題で、確率論です。ちょっとは時間差があるかもしれないが、イギリスに限らず、世界中どこでも同じ。世界同時多発。

小林　生き残るやつだけがどんどん増えて、生き残るやつはどこの国でも一緒。

宮沢　そう、そう。広がりやすいやつは恐らくは弱毒だから。今、日本人は、外国のやつがすごく怖いとか言うんですが、違うって、逆やって。もし外国からのウイルスのほうが日本でも流行りやすいのなら、弱毒化している可能性高いから。もしすごい病原性が高かったら広がらないから大丈夫です。広がるとしたら病原性が低いやつだから、よりいいじゃないかと思うんですけど。

ただ、私がどんどん弱毒化すると言ったら、学生から、「宮沢さん、これ以上、弱毒化しないっすよ。すでにほとんど弱毒じゃないですか」と言われて、そうだねって。これ以上弱毒化しようがないかもねって。

小林　コロナはインフルエンザ以下だからね。

宮沢　そうですね。日本では十分、弱毒ですね。

ウイルス干渉は起きているのか

小林　不思議なことに今年はインフルエンザがまったく流行っていないよね。去年も途中で失速して、コロナに入れ替わった。

わしは「ウイルス干渉」が起きたと思っているけど、これ、専門家の間でも意見が割れている。というか、医療の専門家は否定する人が多くて、「マスクや手洗い、ソーシャルディスタンスなどのコロナ対策がインフルエンザにも効いただけ」と言うんだよね。

だけど、今年だけ流行していないならそうかもしれないけど、昨シーズンは当てはまらないんですよ。昨シーズン（2019年後半～2020年前半）のインフルエンザの感染者数は、国立感染症研究所のデータを見ると、12月23日～12月29日の週に、例年の約50％の数でピークを迎えて急激に下がっているんですね。感染者の総数も729万人と、例年よりかなり少ない。2019年の年末なんて、まだコロナの「コ」の字も出ていなくて、誰もコロナ対策なんてしていなかったのに急激に下がっている。コロナ対策のおかげで減ったわけではないんです。

だから、ウイルス干渉が起きたと考えているんですが、宮沢さんはどう思う？

宮沢 ウイルス干渉というのは、要するに、コロナにかかって抗ウイルス状態になって免疫が強化され、インフルエンザに罹りにくくなったという説ですよね。確かに、ウイルス干渉が起きている可能性はありますが、まだそこはよくわからないですね。

赤ちゃんが罹りやすいRSウイルス感染症（発熱、鼻水、せきなどの症状が出る）は、秋ごろに流行するのですが、RSが流行るとインフルエンザが流行りにくくなり、RSが流行らないとインフルエンザが流行るんです。

ただ、インフルエンザが減っている理由については、他にもさまざまな説があります。仙台医療センター・ウイルスセンター長の西村秀一《にしむらひでかず》さんは、インフルエンザに罹った人がコロナ感染を恐れて病院に行かなくなったために、見かけ上、減っただけではないかという見解でした。

季節性のコロナ風邪（既知のコロナウイルスの風邪）は、冬にインフルエンザと一緒に流行するのが普通ですよね。だから、既知のコロナでは干渉は起きていない。もちろん、だからといって、今回の新型コロナウイルスではインフルエンザウイルスと干渉が起きないとは言えない。そこはまだわからない。

小林　だけど、見かけ上、減っただけで、実際は流行っていたというのなら、インフルエンザで死ぬ人は死んでいるはずで、死者数が減っているのはおかしいよね。インフルエンザの死亡者数は人口動態統計月報（20年9月発表）によると、前年より2314人減っている。

宮沢　そう言われてみたらそうですね。感染研のインフルエンザ患者数の増減グラフを見ると、12月下旬にピークに達して下がり始め、1月初旬からもう一度上がろうとして、下旬にピークが来てそのまま下がっている。確かに変なグラフになっています。

ウイルス干渉を否定する論としては、「インフルエンザの流行に影響を与えるほど、新型コロナの感染はまだ広がっていなかったじゃないか」ということになりますが、潜在的な感染者数はかなりの数にのぼっていた可能性があると思うんですね。ＰＣＲ検査の体制は現在よりも全然整っていなかったわけですから。

小林　あと何シーズンか様子を見ればはっきりするだろうね。

宮沢　そうですね。どちらかしか流行らないということが起きるかもしれません。

ワクチンは本当に効果はあるのか

小林　この章の最後に、宮沢さんにもう一つ聞きたいことがあるんよ。この本が出る頃には、日本でもワクチン接種が始まっているはずなんだけど、ワクチンってどうなの？　効くの？

宮沢　私は疑問視しています。

同じ呼吸器感染症のインフルエンザのワクチンも、あまり効かないですよね。ワクチン接種してもインフルエンザに罹る人がいっぱいいて、みんなあまり効かないんじゃないかって気づき始めたら、最近は「重症化を防ぐため」と言い換えている。

インフルエンザもコロナも、同じ呼吸器感染症で、どうやって感染するかといったら、ウイルスを含む飛沫を吸い込んで鼻の奥や喉、肺の粘膜について感染するんです。

口の中や鼻の奥、喉や肺の内側って、体の外側なんですよ。粘膜に覆われているだけで、外気に触れる体の表面ですよ。その粘膜にウイルスがついて増殖するんですね。

だけど、コロナもインフルエンザも、ワクチンは皮下注射か筋肉注射なんです。テレビでも腕に注射している映像が流れていますよね。ワクチンを筋肉注射すると、免疫反応が起きて血液中にIgG（免疫グロブリンG）という抗体が主に誘導され、これがウイルスを撃退するというんです。だけど、ウイルスは体の外側の粘膜にいるんです。血中にあるIgGがどうやって粘膜にいるウイルスに効くのかってことです。粘膜に抗体を作らないと感染を防げない。

コロナではないですが、粘膜に垂らすタイプのワクチンというのはあるんです。鼻に垂らすタイプで、粘膜にIgA（免疫グロブリンA）という抗体を生み出す。だけど、IgGって血中にできるんです。じゃあ、コロナウイルスは血中を流れているんですかと。流れてないじゃないですか。

小林　コロナウイルスは血液中に流れてないんだ。

宮沢　ほとんど流れない。もしコロナウイルスが血中を流れているんだったら、血液検査ができるはずなんです。血中にウイルスがいないから、診断に困っているんですよ。だか

図5 日本では米ファイザー製ワクチンから接種が始まった——主な新型コロナワクチンの一覧表

メーカー	ワクチンの概要	接種状況
ファイザー（米）	新型コロナウイルスの遺伝情報に基づき設計・合成されたmRNA（メッセンジャーRNA）ワクチン。有効性は90%以上で保管には超低温での管理が必要。海外での接種後に高齢者の死亡例が報告されたが、WHOは接種継続を呼び掛けた。	欧米諸国で緊急使用開始済み。日本は2021年内に1.44億回分の供給を受ける契約を締結。2021年2月以降、医療従事者から先行接種開始。
アストラゼネカ、オックスフォード大（英）	新型コロナウイルスの遺伝子を、無害化したアデノウイルスに組み込んだウイルスベクターワクチン。冷蔵庫で保管でき、接種1回で3か月の効果が続くとの研究結果も。2021年2月、欧州各国では高齢者への接種を控えるよう勧告。	英国で緊急使用開始済み。日本は1.2億回分、うち3000万回の供給を2021年3月までに受ける契約。日本の製薬企業JCRファーマが原液製造を受託。
モデルナ（米）	mRNA（メッセンジャーRNA）ワクチン。治験による有効性は94.5%。米CDCによると、同ワクチンを接種した400万人のうちアナフィラキシー症状が出たのは10人だった。	米国で接種開始済み。日本では2021年上半期に4000万回分、同第3四半期に1000万回分が供給される予定。武田薬品工業が製造販売を担う。
ノババックス（米）	遺伝子組換え技術を利用した、開発中の組換えタンパクワクチン。治験での有効性は89.3%だが、同社製と米ジョンソン&ジョンソン製ワクチンは南アフリカの変異株への効果が低下することが判明。	各国で第Ⅲ相試験中。日本では武田薬品工業が原薬の製造・販売を担う。年間2億5000万回分以上の生産能力を整備。

*上記のほか米ジョンソン&ジョンソン（ウイルスベクターワクチン）、仏サノフィ（組換えタンパクワクチン、mRNAワクウチン）が開発試験中。国内メーカーではアンジェス（DNAワクチン）、塩野義製薬（組換えタンパクワクチン）、第一三共（mRNAワクチン）などが開発を進めている。

ら、鼻の奥の粘膜や唾液を採取して検査しているんです。ウイルスが流れてないところに抗体をたくさん作ったって効果は薄いじゃないですか。

肝炎とか腎炎とか脳炎とかのウイルスは、感染するとき、肝臓や腎臓や脳に直接感染できないんです。腎臓や肝臓や脳というのは体の中でしょう。内側でしょう。だから、いったんウイルスは粘膜に感染して、粘膜で増えて、そこから体の中に侵入して血中を流れていく。さらに局所で感染したリンパ球などが最終標的の臓器にウイルスを運んでいく。

小林 ああ、なるほど。

宮沢 血中をフリーで流れて全身に広がるタイプのウイルスに対してはＩｇＧ抗体が良く効くんだけど、インフルエンザやコロナのウイルスはあくまでも外側の粘膜で増殖して発症しているから。そこが問題なんです。だから、インフルエンザワクチンって感染予防の効果があんまりないんです。

この話をテレビでしたら、またツイッターで医クラ（医療クラスターの略。医療従事者集団）にからまれて、「麻疹も飛沫感染だがワクチンが効くじゃないか。本当にウイルス研究者か」と罵倒されたんですが、麻疹はウイルスが体内に侵入して血中を走るから、全身に回って発疹が出るんですよ。ウイルスが血中を走るからワクチンが効くんです。医者でも、ウイルスやワクチンのこと、良く知らない人が多いんです。

コロナのワクチンもそんなに効くとは考えられないのに、ファイザーのワクチンなんて、有効率が95％とか言って、凄い数字を叩き出しているわけです。発症する人が95％減ると言っている。だけど、インフルエンザワクチンは感染防止の効果はあまりないし、普通のコロナ風邪のワクチンも今まで作れなかったのに、なんで新型コロナだとこんな劇的な効果が出るのか。私はにわかには信じられないんです。もう少し臨床データが出揃わないと判断できません。

夏に効いたワクチンが冬に効くか

小林　そういえば、海外の研究者が「コロナワクチンはインフルエンザワクチンと一緒で、感染を防ぐというより、重症化を防ぐものだ」と発言しているのを何かで読んだ気がする。

宮沢　そもそもの新型コロナワクチンの開発コンセプトは発症予防だと思うんです。ただ、私は「重症化を防ぐ」というのも完璧じゃないと思っているんですね。

さっき名前を出した仙台医療センター・ウイルスセンター長の西村秀一さんに、「なんで冬になるとインフルエンザって重症化しやすくなるんですか?」って訊いたことがあって、「宮沢君、そんなことも知らないの」って言われて、「冬になって乾燥すると、ウイルスの飛沫が小さい粒になって、肺の奥に一気に届くからだよ」と。コロナも鼻や喉のあたりで増殖している分には軽症ですんでいますが、肺の奥で増殖すると重症化しやすい。

コロナワクチンの臨床試験って、夏にやったんじゃないかと思うんですね。夏場は、肺に直接ウイルスが届きにくい。もしかしたら、夏に重症化するケースって、鼻や喉でウイルスがめちゃくちゃ増えて、そこから肺に侵入し、重症化しているのかもしれない。もし血液に侵入したウイルスが重症化に関わっているとしたら、ワクチンでできたIgG抗体が効くことになる。だけど、冬はいきなりウイルスが肺の粘膜に大量につくから、効かないかもしれないということ。

小林　なるほど。

宮沢　だから、夏の治験が冬に当てはまるんですかって。夏に効いたワクチンが冬に効くかどうかはわかれへんよって。ただIgGが肺の粘膜にも大量に存在すると主張する研究者もいます。ただ私は現時点ではわからないとしか言えない。

小林　こういうことはやっぱり専門家に聞かないとわからないな。

宮沢　私らからしたら、あのワクチンの有効率はちょっとありえないんですよ。呼吸器感染症のワクチンってなかなか作れないんです。鼻に垂らすとか、食べるとか、噴霧するとか、今まで私ら一生懸命、筋肉注射とは別の方式で作ろうとしてきたんですが、なかなかできないんですね。それで困っているんです。

小林　作れるんだったら、作っとるわいと。

宮沢　なのに、何でコロナのワクチンはこんなに簡単に急にできたの？　それも、筋肉注射でって思うんです。私が情報にうといだけなのでしょうか（苦笑）。

私は打たない

小林　じゃあ、宮沢さんはワクチン打たないですか？

宮沢　打たないですよ。

小林　わしはインフルエンザでも打たないから、わざわざコロナで打つことはないけど。

宮沢　どうしても打てと言われたら、個人的にはｍＲＮＡ（メッセンジャーＲＮＡ）のワクチンは避けます。

小林　へぇー、なんで？

宮沢　遺伝子情報をもとに設計されて合成されたｍＲＮＡワクチンって、あまりにも先進的すぎるんですよ。人類向けに初めて実用化されたんですよ。

小林　ノルウェーでは、ファイザーのワクチンで高齢者が33人死んでいる。ノルウェー政府は、介護施設に入っている人ばかりで、高齢者の一般的な死亡率と一緒だと言っていたけど。

宮沢　あれは急性ですね。無視していいとは思えないですが。

アストラゼネカのウイルスベクターワクチンは実績があるんですが、アデノウイルスに包み込む方式です。アデノウイルスは抗原性が高く、ワクチンを打つとアデノウイルスに対する免疫も強力に誘導されます。なので頻回接種できないという欠点があります。変異株が出ても打ち直しがきかない。翌年も打てないかもしれない。

小林　アストラゼネカのワクチンは、フランスとスウェーデンでは65歳以上の人に打たないことになったらしいね。

宮沢　高齢者に対する知見が乏しいということだと思います。

私は理屈で考えてコロナにワクチンが大して効くとは思ってないので、それでも打てというなら、安全性の担保されたワクチンを打ちたい。選べるのなら、既存技術で作られるワクチンを待ちます。効果はわかりませんが、安全性はだいたい想像できますから。

あと、DNAワクチンは実用化が難しいと思う。私も1994年から1996年まで、DNAワクチンの研究開発をやっていたんですよ。効くことは効くのだけど、DNAを入れると、自分の遺伝子に組み込まれたり、DNAに対する免疫反応が起きたりする可能性があって、安全性に難がある。緊急性が高くこれしか方法がないというなら一つの選択肢に入るとは思いますが、新型コロナに適用するには厳しいと思う。

その欠点をクリアするためにmRNAワクチンが出てきたんですね。mRNAはゲノムDNAに組み込まれないので。だけど、mRNAワクチンはたくさんmRNAを細胞に入れなきゃいけない。それが技術的に難しかった。でも、タンパク質が大量に出来るようにmRNAの素材（塩基）を特殊なものにいれかえたり、mRNAを増やす酵素を作る遺伝子を一緒に入れたりして乗り越えたんです。ただし、それが長期的にどのような影響をもたらすのか正直よくわからない。理論的にはそんな変なことは起こさないだろうなと思うんだけど、あまりに未知で。

あとmRNAワクチンはアナフィラキシーショックを起こす確率もやや高い。インフルエンザワクチンの場合、卵で製造するので、卵アレルギーの人は打てないんですが、mRNAワクチンの場合、実績に乏しくどんなアレルギー反応をするか全貌はつかめていません。アナフィラキシーショックが起きる確率はインフルエンザワクチンより高いというデータが出ています。

欧米ではコロナの被害が大きいので、効果が薄くてもやる価値があるかもしれないけど、日本ではどこまでやる価値があるのか。

小林　今、世界中で人体実験をやっているようなものだからね。

わしはみんなどんどん打てばいいと思っているんですよね、わしは打たないけど。「モーニングショー」の玉川徹とか「ワクチンを打つ」と言っている人たちがまず、テレビの中で「打ちます」って宣言して、打って欲しいんですね。打つところも映像で流せばいい。

それで、毎日、毎日、あの人たちの顔色をずっと見とけばいいじゃない。何も起こらないなとわかったら、みんな打てばいい（笑）。

宮沢　ある程度、長期的に見ないと、わからないですよ。薬害が出ると、どえらいことになりますよ。補償が。

小林　わしも薬害エイズの運動に関わったから、ああいう薬というのを非常に警戒するというのがもう身についちゃったから。

宮沢　しかも免責でしょう。何があってもワクチン会社には請求しない。免責条項呑んでますから、国が全部補償することになる。

小林　えー、やばいね。

宮沢　もうワクチン会社は勝ち組ですよ。もう契約もしちゃったんですよ。

小林　コロナ脳の人たちは打つんだろうか。

宮沢　「お前が打たないと集団免疫に到達しないんだ」と言ってくるんじゃないですか。

小林　いや、彼らは集団免疫というものを信じてないから。そういう理由じゃなくて、コロナに対する恐怖感が勝るから、打つんだろうね。

宮沢　ああ、そうか。

小林　集団免疫を信じてないからね。わしが「インフルエンザと同じようにノーガード戦法で、さっさと集団免疫に達してしまえば、一発で終わって来年まで大丈夫なのに」という話をすると、それは危険な考え方だと攻撃してくるんだから。だけど、無理して止めようとするから、くすぶっちゃって、何度も何度も波を繰り返すわけでしょう。

宮沢　そう、そう。第二波、第三波って。

小林　緊急事態宣言を何度も出すことになって、経済被害がとんでもないことになる。

宮沢　患者数を増やさないようにするというのはわからないでもないんですが、緊急事態宣言を出して自粛させるというやり方に大きな問題があるんですよ。欧米とは違うんだから。完全に過剰対策なんですよ。だって、第一波も第三波も、緊急事態宣言の前にピークアウトして減ってきていたんですよ。放っておいても減ったんだから。

小林　ホント、そうだよね。でも、もしワクチンが効かなかったら、これを永遠に繰り返すんやろか。

宮沢　もういいかげんにしてほしい。

第4章

専門家の正体

ゼロリスクなら誰でも言える

小林　今回のコロナ騒動ほど、メディアに医学の専門家が次から次へと出てきたことはないと思うんだけど、これでよくわかったのは、医学の専門家というのは、自分の専門分野には詳しいかもしらんが、同じ医学でも別の分野になると意外に知らないということ。いわゆる〝専門バカ〟って呼ぶんかな。それも医学の中で専門が分かれすぎてしまっている。

宮沢　政府の専門家会議にも、その後の分科会にも、感染症や防疫、分子ウイルス学の専門家はいるけど、コロナウイルスの専門家はいない。感染症が専門なら、コロナ風邪のことだってわかるだろうと思うかもしれませんが、感染症と風邪の専門家はまったく違います。これも別のジャンルです。

そもそも風邪という感染症をいくら研究したって、医学の世界では偉くなれないんです。大した病気じゃないから出世しない。分科会に呼ばれるのは偉くなった先生方だから、そこにコロナウイルスや風邪の専門家は入ってこないんです。それでどうやって対策を考えるんだって思いますよ。

今回のコロナ騒動でウイルスというものがメジャーになりましたが、お医者さんでウイルスをちゃんと勉強している人って少ないです。そもそも感染症という分野が医療の世界ではメジャーではない。なぜかというと、動物と違って人の場合、感染症はかなり制御されていて、これまであまり問題にならなかったから。特に先進国ではそうです。だから、感染症、ウイルスの専門家が少ない。

だけど、動物の場合は、鳥インフルだのBSE（牛海綿状脳症）だのコロナだの、いろんな細菌やウイルスがいて、感染症があって、それに対処しなければいけないから、感染症が研究のメインです。いくつかの大学にウイルスや感染症の研究所がありますが、教授になっているのはけっこうな割合で獣医、獣医学部出身者なんです。

SARS（重症急性呼吸器症候群）のときも、感染研は医者でコロナの専門家がほとんどいなかったから、獣医から人を呼んだんですよ。だけど、SARSがすぐ収まっちゃったから予算が削られちゃったんです。今回もそうでしょう。

小林　ひでえ話。

宮沢　獣医は使いっぱしりだと思っている。だけど、私ら獣医はプロフェッショナル意識があるから、変なウイルスに感染して殉死してもそれはしょうがないと思っている。だって、仕事だから。消防士が火事があったら駆けつけて、ホースで水かけるのと一緒です。新興感染症って動物のウイルスがヒトに感染して起きるわけで、どこのどんな動物がそのウイルスをもっていて、どうやって感染したのか調べるのも獣医の役目なんですよ。もちろんヒトの検査もします。血液も検査します。海外に調査に行くのは、ほとんど獣医なんですよ。

小林　ウイルスの最前線にいる。

宮沢　医学の世界の感染症専門家って、「感染症を治す専門家」じゃないですか。医者というのは、ヒトの症状を治す専門家ですよね。そのウイルスをもつ動物や、感染の現場を突き止めるとか、感染を止めるのは、獣医の仕事なんですね。だから、性風俗店を調べたりキャバクラ、ホストクラブに実際に行って、どういう状況で感染しているか調べるんですよ。

そしたら、お医者さんから「宮沢君、そんなことやってるよりも、論文読んでるほうが勉強になるだろう」って言われるんです。いや、論文読んでても、感染してる現場を見ないと何にもわからないんですよ。さらにお医者さんから「宮沢君、病院に行け。病院を見ればどんなに大変かわかる」って言われる。違うって。私らは、感染が起こっている現場を知りたいんやという話でね。病院が大変なのはわかっていますが、病院行って治療の現場見たって、感染拡大を止める役に立たないでしょうって。

小林　そりゃそうだよな。

宮沢　現場でどういうふうに感染が起きているのかが知りたいんです、リアルで。だから、キャバクラやホストクラブに行って調査するのは当たり前じゃないかと。文献読んだってわかるわけない。医者も現場に出てこいよ。現場はどこなんだ、病院ちゃうやろ。

小林　「踊る大捜査線」みたいだな（笑）。

でも、そういうことは外部の人間にはまったくわからないからなあ。感染症の専門家だと言われたら、コロナウイルスにも詳しいと思っちゃうよね。

宮沢　詳しくないから、とんちんかんなコロナ対策が出てくるんですね。

この人たち、何にもわかっていないなと思ったのは、「石鹸で手を20秒洗え」という感染防護策が出てきたときです。えっ？　て感じで、二度見しましたよ。

さっきも言いましたけど、自己増殖できる細菌なら1個たりとも逃さず洗い流せという考え方はあるかもしれませんが、コロナウイルスの場合は放っておけば失活（死滅）していくし、感染するにはそれなりの数が必要です。だから、数を減らすだけでよくて、たとえば100分の1に数を減らせば十分なんで、水で10秒洗うだけでいい。もっとはっきり言ってしまえば、洗っても洗わなくても大差ないです。目、鼻、口を手でさわらなければいい。ウイルスの研究者で、ふだん頻繁に手を洗う人なんていないと思いますよ。私もそんなに洗っていません（笑）。

たかが手洗いと思うかもしれませんが、女性の中には石鹸での手洗いで、手が荒れてしまっている人はいっぱいいますからね。テーブルをアルコールで消毒するだのなんだの、そこら中にウイルスがいて、すぐに感染すると誤解されていて、脅えてストレスになっている人も多いですよ。

負担が大きい割に、効果の薄い対策ばかり出てくるんです。検出の限界を狙ったPCR検査を1日に何万件もやるなんて常軌を逸しているし、それで無症状者を炙《あぶ》り出して隔離しても、感染拡大を抑える効果なんてないんです。濃厚接触者を隔離するというのも即刻やめるべき。感染者が極めて少ない、本当に初期の封じ込めができる段階なら、まだやる意味がありますが、ここまで広がってしまったら何の意味もない。人権を侵害しているだけ。こういう無意味な対策をずっと続けているんです。

小林　感染のリスクをゼロにする対策なら素人でも言えるんだよな。国民全員が完全に家に閉じこもっていれば、そりゃゼロになるよ。

宮沢　それに近いことをやったから経済に甚大な被害が出ている。国民に押し付けていた対策が科学的でないから、成果に結びついていない。実態は、日本人がコロナに強いから、自然に減ってきているだけ。

リスクの大小に照らして、ちょうどいい塩梅《あんばい》の、合理的で負担の少ない対策を提示できるのが、本物の専門家じゃないですか。

正しいことを言ってるように見える

小林　無症状者を隔離しろってのは玉川徹と岡田晴恵が猛烈に主張していて、政府はそれに引っ張られたわけでしょ。「自宅療養はダメだ、隔離しろ」って。

だって、ほら、岡田晴恵は一応、元国立感染研研究員の感染症の専門家だからさ、そりゃ説得力があるよ。

宮沢 私は岡田さんの学者としての能力については疑問を持っていますが。

小林 しかし、ああやって絶叫して、正義の科学者、正義のジャーナリストみたいに振舞う人間に騙される人間って、けっこういるんだよな。朝のワイドショーを見ている主婦層なんか、「岡田さんはスゴイ!」ってけっこう本気で崇《あが》めている。岡田晴恵は口がよく回るんだよな。よどみなく説明するから、一点の曇りもなく、正しいことを言っているように見えてしまう。

宮沢 確かに、テレビを見ている人はそう思ってしまうと思う。

小林 わしは村中璃子《むらなかりこ》さんというジャーナリストは信頼しているんよ。ジョン・マドックス賞とかいう科学ジャーナリストの賞をもらった人。

宮沢 村中さんは、信頼できると思います。

小林 村中さんは最初から、「むやみにＰＣＲ検査を増やすのはダメ」と明確に言っていたじゃない。セーブの利いた、うまい解説をしていたから、印象に残っている。この人が出続けるなら、次第に世の中も落ち着くかなと思っていたけど、急に出なくなっちゃったよね。

宮沢 番組側の主張に合わないからでしょうね。視聴率が取れないからですよ。

小林 〝お化け屋敷〟に、人を怖がらせないオバケはいらないからか。

宮沢 そもそもテレビには本物の専門家ってほとんど出てこないんですよ。理系のアカデミズムの世界では、ちゃらちゃらテレビに出てしゃべる研究者は、白い目で見られて出世できなくなる。ノーベル賞取るとか、もう頂点に上り詰めた人は出ても大丈夫だけど、現役のバリバリやっている研究者は普通は出ない。そんな暇もないし。

小林 そういうものか。

宮沢 私も昨年の4月ごろまでは、テレビのスタッフから出演を頼まれてもずっと断ってたんです。なんで出ることにしたのかというと、テレビで話されていることがあまりに無茶苦茶で、もう我慢ならんと。これを放置していたら大変なことになると思って、テレビに出始めたんですよ。私が出たら他の研究者も続いてくれるかなと思ったけど、やっぱり続いてくれなかった。

立ち上がったときに、絶対5月中にこの騒動を終わらせてやるって意気込んでテレビに出て、今度こそ6月に終わらせる、7月には決着つけるって言い続けていたんだけど、2021年になっちゃった。そのうち大学からSNSでの発信を控えてくれないかと言われてしまいました。

8割おじさんの罪

小林　わしみたいな素人がいくら頑張って勉強して、漫画やネット動画で「専門家の言っていることは間違っている」と批判しても、世の中の人は専門家の言っていることのほうが正しいと思うわけよ。

京大の西浦博《にしうらひろし》教授は、「このままだと42万人死亡する」という予測を出したけど、わしが「全然当たっとらんやないか」と事実を指摘すると、コロナ脳になってしまった人たちはわしを攻撃してくるんよ。「対策しなければそうなると言っているだけだ」って。だけど、対策をしないわけがなく、するに決まっているわけで、こんな数字に何の意味があるんよ。わしの言う対策は緊急事態宣言やステイホームじゃなく、ただ健康に気をつけて、バランス良く食事をし、熟睡すること。つまり免疫を高めておくだけで充分ということだけどね。インフルエンザの時もそうしてるけど罹っちゃったらしょうがないから自力で治すだけ。

しかも、第一波は緊急事態宣言が出る前にピークアウトしていて、ほっといても減っていたわけで、絶対にこんな数の死者なんて出なかったというのは、素人だってわかる。

西浦教授は、検査陽性者が増え始めるとメディアにしゃしゃり出てくるんだけど、第三波のときは、1月初めにNHKに出てきて、このままでは感染爆発が起きて、2月末に東京の感染者は1日3500人、3月末には1日7000人出るという予測を出している。

だけど、第三波も緊急事態宣言（1月7日）より前の昨年12月末にすでにピークアウトしていて、東京の検査陽性者数は1月7日からずっと下がり続けているんですよ。1月31日時点で東京は633人まで下がった。実効再生産数なんて0・78ですよ。そりゃ、2月末や3月末にどうなっているかはわからなくて、この本が出る頃には結果が出ているはずだけど、今のところ下がる傾向はずっと続いていて、この予測もほぼ確実にはずれるよね。

一度も当たってないんだよ。一度もだよ。それでよく何度も何度もメディアに出てきて、自分の予測を披露できるなと感心するよね。数式をごちゃごちゃいじっているだけで、現実をまったく見ていないんだよね。

宮沢　私がおかしいと思うのは、今まであまり表舞台に出てこなかった感染症の数理モデルの人が急に出てきて、「42万人死ぬ」とかいうありえない数字を出して、国民を脅したことですよ。論文を書いて発表するだけなら別にいいんですよ。それはもちろん自由です。だけど、西浦さんは専門家会議(現・分科会)のメンバーではなく、厚労省のクラスター対策班の人なのに、専門家会議を乗っ取るようにして記者会見をして、政策決定に関わってしまったんですよ。

小林　クーデターみたいなものだよね。

宮沢　そうなんですよ。いったい何の権限があってあんなことをやったのか。なぜ専門家会議はそれを認めたのか。これ、本来なら大問題ですよ。学者がやってはならないことをやったんです。

2回目の緊急事態宣言で、政府が東京の1日の陽性者が500人を切ったら解除という方針を示したら、彼は「500人では多い。もっと減らせ」と言っていて、また腹が立った。緊急事態宣言の延長でどれだけ失業者が出て、どれだけ自殺者が出るか、考えたことがあるのかと。

小林　この本が出ている頃には、緊急事態宣言が解除されていることを願うけど、延びれば延びるほど、犠牲者がどんどん増えるんだよ。1回目の緊急事態宣言のときに、ホテルを解雇されたホテルマンがホームレスになって、財布に小銭しか残っていないような状態でさまよっているとか、主婦が売春を始めているとか、すごい状態になっていたのよ。

バッシングされるのを承知で言うけど、わしは高齢者にはそんなに同情心はわかないのよ。70年、80年生きて、持病があって、そろそろお迎えが来そうな人に、コロナがお迎えに来てるだけでしょう。むしろ自粛しすぎたせいで、普通なら死んでいた人が生き残って、死者が減っているんだよ。コロナに対する過剰対策のおかげで、お迎えが来るはずの人に来なかったんだよ。

その一方で、自粛のせいで経済的に困窮して、命を絶ったり、酷い目に遭ったりしている若い人がいて、わしはそっちのほうがはるかに可哀想だと思う。気の毒だと思う。

西浦教授はそういうこと、まるっきり無視して、コロナ死さえ減らせばいいと思っているふしがあるんだよ。

宮沢 まったく同感です。西浦さんをもてはやすメディアも悪いんですが、悪影響が大きすぎるので、批判せざるをえない。他人を批判するのは嫌なのですが……。

小林 そもそも彼の予測はなんでいつもはずれるの？　なんでまったく当たらないの？

宮沢 西浦さんは、コロナ対策では「接触削減」が大事で、「8割減らせ」と言っているのですが、彼がシミュレーションモデルに使っているパラメータって、「人の密度」とか「人流（人の流れ）」とかなんですよ。なんやねんそれは、と。

道で人とすれ違っただけで感染するんですかと。毎日、何百万人も利用している新宿駅は、ものすごい人の流れと密だけど、駅の構内でじゃんじゃんクラスターが発生したんですか。満員電車に乗ったら、誰もしゃべらず大人しく座っているだけでも、コロナに感染するんですか。今までそんな場所で1回でもクラスターが発生しましたか。

小林 実際にどこでクラスターが発生しているのか、みんな現実を見たほうがいいよね。パチンコ屋だって通常営業している店がさんざん叩かれたけど、実際には出てない。映画

図6 新型コロナ感染が発生して以降、失業者は40万人増えた
——完全失業者数と完全失業率の推移

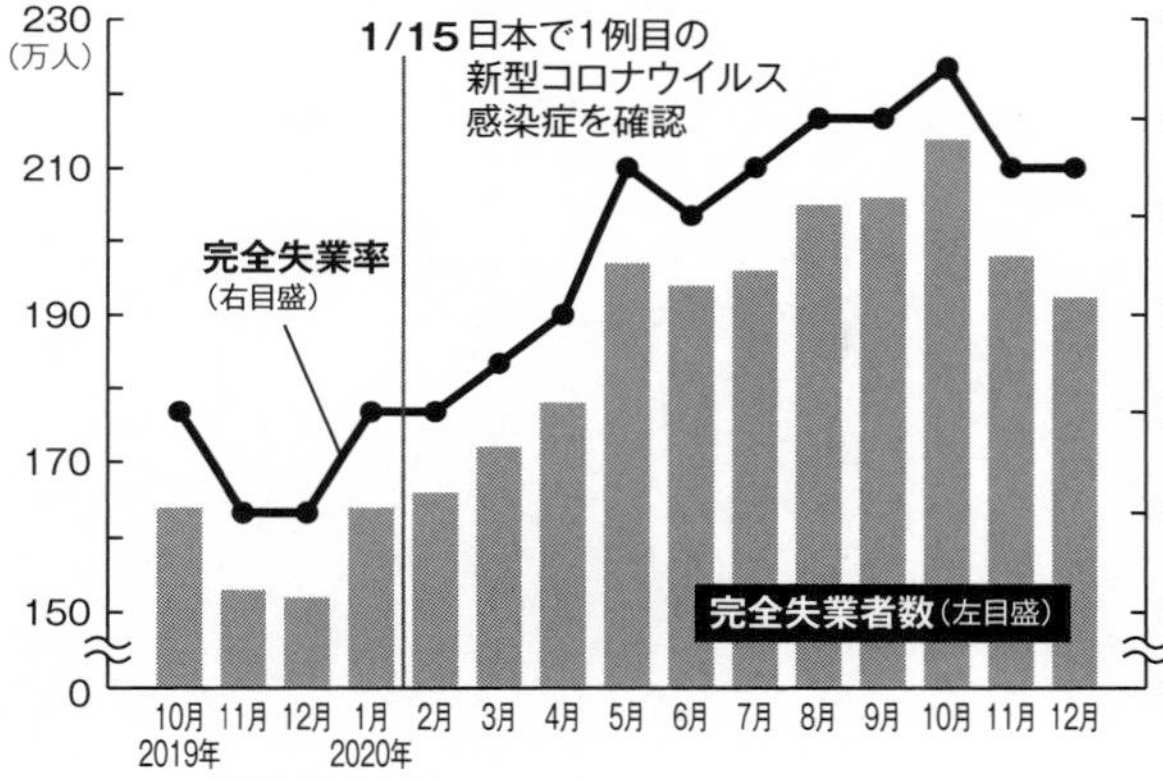

データ出典／総務省統計局「労働力調査」2021年1月29日公表結果より

館だって出てないよ。

宮沢　彼が使っているシミュレーションモデルも、単純なモデルで、最初の「42万人死ぬ」というシミュレーションだって、すごい勢いで感染が広がっているドイツの実効再生産数の2・5という数字を使って、しかもそれを固定したまま計算している。当時の日本の実効再生産数なんて1・8くらいだったのに。しかも固定って。実効再生産数が変動するなんて、今や誰でも知ってますよね。

　第三波のシミュレーションでは、さすがに実効再生産数2・5はやめて

1・1にしたけど、相変わらず固定で、3月末に陽性者が1日7000人だと。日本の実効再生産数なんて1月半ばに1を切っているんです。緊急事態宣言の前にピークアウトしていることも、まったく予測できてない。あんなシミュレーションで、正確な予測なんてできるわけないんです。

小林　シミュレーションの予測があまりに当たらないから、現実に妥協した結果、「陽性者が1日7000人」という数字にまで下がってきたわけだけど、もしこれがインフルエンザだったら冬場に1日に感染者が何十万人も出ているはずだから、コロナはインフルエンザ以下だと自ら認めてしまっているわけですよ。それで何で騒いでいるの？　何これ？と思ってしまうよ。義務教育でわかるよ、おかしいってことくらい。

宮沢　そう、そう。インフルエンザじゃなくてコロナが流行ってまだマシだったねって話になる。

小林　本人はそれに気づいていないんだよ。

宮沢　まあ、そうでしょうね。

彼はウイルスや免疫のこと、何にもわかっていないんですよ。ウイルス使った実験とかもやったことないでしょう。コンピュータをカチカチ叩いて、単純なモデルで計算しているだけ。

小林　だから、そういう風に、感染のしくみがどうとか、実効再生産数がどうとか、そうやって反論できるのが専門家で、やっぱり専門家と戦うのは専門家じゃないといかんのよ。だから、宮沢さんには西浦教授と1対1で戦ってほしいんだよ。分科会の尾身茂《おみしげる》会長とも戦ってほしいんよ。

宮沢　尾身会長とだったら、ちゃんとした議論ができると思うので、対談でも討論会でもやってもいいですが、西浦さんとは議論にならないと思う。私だけでなく、批判している人はたくさんいて、理路整然と問題点を指摘しても、彼はやめないんですよ。過大な数字を持ち出して国民を脅して、自粛させようとする。議論しても平行線で終わるだろうから、あんまりやりたくないですね。

小林　そうか。逆に噛み合わなさすぎて、バトルにもならないか。

宮沢　だって、弁当買いに行くときはまとめて1人が買いに行けとか言っているんですよ。本弁当買うときにうつるんかと。デートしたらうつるとか、もう話にならないんですよ。

当にウイルスのこと何にも知らないんですよ。

飛沫のシミュレーション

小林　東大の医科学研究所の教授が、マネキンの頭にマスクつけて、くしゃみや咳をすると飛沫がどう飛んで、どれだけ吸い込むかをシミュレーションした結果を発表してるよね。

宮沢　あれはねぇ……。水槽みたいなケースの中で、マネキンの頭だけ2つ入れて実験していましたよね。

いくらマスクつけていたって、あんな狭い密閉空間で、あんな至近距離で、対面している相手の顔めがけてくしゃみや咳をする人間がどこにいるんですかね（笑）。あんな狭い水槽の中に飛沫を閉じこめているんだから、そりゃ吸い込むでしょう。

小林　そりゃそうだ。

宮沢　アホらしくなりますよ。

私はよく誤解されるんですが、「マスクつけろ派」で、必要なシーンではマスクする、必要ないシーンではマスクしないでいいと言っています。屋内で至近距離で大きな声で話すときはマスクする。

マスクは小さな飛沫は通過するけど、大きな飛沫は捕まえられる。さっき大ざっぱな数字を挙げましたが、マスクを通過する微粒子は1億5300万個以上吸い込まないと感染しないので、少々吸い込んだって感染しない。感染防止対策としては十分なんです。

小林 量の概念が大事なんやね。

宮沢 そうです。「スパコンの『富岳《ふがく》』で飛沫をシミュレーションしました」とかもありましたよね。ぶわっと飛沫が拡散して、頭から降りかかって、みたいな。あんなどうでもいい計算をさせられる「富岳」が不憫《ふびん》でならない（笑）。

そんなに飛沫、飛沫って言うんやったら、シャレにならんこと一つ言うたろと思って。トイレでおしっこするじゃないですか。便器に向かって。あのとき、飛沫出るんですよ。

小林 飛沫が床や壁に飛ぶって言うよね。

宮沢 大きな飛沫は落ちたり壁についたりしますが、それだけじゃなくて、小さな飛沫もできて、何時間も浮いとるんですよ、トイレの中を。怖いっすな（笑）。

小林 どこで感染するかって、いろいろ言われているけど、トイレって絶対言わんよね。

だけど、便器から飛び散るから、トイレは多いんじゃないの？　トイレットペーパーなんかもう完全に飛沫かぶっちゃっとるし。

宮沢　新型コロナウイルスに関しては、ほとんど尿にはいないですけどね。ただ、便にはめっちゃ入ってます。流すときにやっぱり飛沫は飛びますよ。

ただ、便に入っているウイルスに感染力があるのかはわからない。科学誌のネイチャーの姉妹誌に「便中のウイルスに感染力はない」という論文が出たんですが、実際のところ、まだよくわかっていない。

ＳＡＲＳは便からうつったんですよ。新型コロナと違って、激しい下痢の症状が出るので、トイレから感染することがあった。ノロウイルスもトイレでうつっています。新型コロナはまだわかっていない。

でも、これを言うと、公衆トイレ恐怖症になって、ウンコに行けなくなって、漏らしてしまう人が増える可能性があるので、あまり言わないようにしているんです。

小林　ああ、そうか。

宮沢　だから、便を流すときは蓋をしろって。公衆トイレで用を足すときは、外でハーッと大きく息吸って、息止めておしっこやウンコして、手を洗って、出てくればいいんじゃないですか（笑）。冗談ですけどね。

小林　そんなのいちいち気にしていたら生きていけないよね。今までそんなこと気にせず普通に生きてきたんだから。

宮沢　そういうことです。でも、高齢者施設や病院では大便の扱いは気をつけたほうがいいです。

WHOは日本を見ていない

小林　あと、「WHOのほうから来ました」ってのがいたじゃない。「東京は手遅れ」だの「数十万人死ぬ」だの「政府は対応が遅い」だの言って、さんざん脅かしていたヤツ。

宮沢　あー、いましたね、そんな人。名前忘れちゃったけど。

小林　「東京は2週間後にはニューヨークになる」とか「ロンドンになる」とか、すぐそういうこと言うヤツらが出てくるんだよ。それにテレビが便乗して。

だけど、日本は一度もニューヨークやロンドンのようにならなかったじゃない。予測が全部はずれたんだよ。なのに、陽性者数が増えてくると、また平気な顔して出てきて、同じようなことを言う。わしらがそれを「いいかげんなこと言うな」と批判すると、逆にわしらがコロナ脳から叩かれるんよ。わけがわからんよ。

宮沢 欧米と日本では状況が全然違うんだから、日本は日本のデータだけ見て考えればいいんですよね。

自分は専門家だと言ってメディアに出てくる人たちは、すぐに「WHOがこう言っている」「CDC（アメリカ疾病対策センター）はこうしている」「NIH（アメリカ国立衛生研究所）ではこうだ」と言って、日本もそれと同じことをやれと主張する。

これはもう明治以来のキャッチアップの精神だと思うんですよ。欧米の研究をまねる、ありがたがる。自分たちで学問を創らずに、欧米のまねしたやつがもてはやされて、自分で独自に研究する人を排除する。

小林 WHOを崇拝している連中も、なんなのかと思いますよ。WHOなんて最初は人から人への感染はないとか無責任なこと言っていて、大スポンサーである中国に対しては言うべきことをちっとも言わず、徹底的に擁護していた。あれを権威として崇めても仕方がないんだよ。

宮沢　2016年にジカ熱が出てきたときも大騒ぎして、WHOは緊急事態宣言を出して不評を買っています。

そのWHOにしても、コロナで酷い状況になっている欧米を見て、ああせい、こうせいと言っているだけで、日本の状況なんて見てないですよ。被害の小さい日本のことにかまっている暇なんてない。

WHOが「ソーシャルディスタンスを2メートル取れ」と言うのも、欧米ではみんなマスクしないから2メートル離れろと言っているだけで、日本ではみんなマスクしているんだから、そんなに離れる必要ないんです。

こういうこと言うと、また「エビデンスあるんか」とかほざくヤツがいて、アホかと。感染のしくみを考えれば、大きな飛沫が飛んでくる距離が2メートル以内で、マスクで大きな飛沫は抑えられるのだから、離れる必要ないって、ちょっと考えたらわかるでしょ。

欧米の大学から出てくる研究結果も、欧米とは状況が違うのだから、日本にも当てはまるかどうかはわからないんですよ。

小林　欧米の国がロックダウンしたら、「早く日本もやらなきゃ」みたいに考えて緊急事態宣言を出せ、出せって言うんよ。緊急事態宣言なんか出さずに放っておいても、自然に減っていたのに。

欧米に比べてコロナの被害は何十分の1っていうくらい小さいのに、欧米のまねして緊急事態宣言を出して自粛させ、経済には欧米と同レベルの大打撃を与えたわけよ。過剰対策のおかげで、逆に死者が減るという予想外の結末。

宮沢　日本人は日本の状況だけ見て、対策を考えればいいんです。

医師会は国民を恫喝

小林　あと、世の中の人たちが専門家の集団だと勘違いしているのが、「医師会」だよね。

宮沢　あー、そうそう。医師会には本当に腹が立った。日本医師会や東京都医師会が記者会見を開いて、緊急事態宣言を出せ、出せと政府に圧力をかけ、出たら出たで「8時までは動いていいんじゃないか、というメッセージにどうも伝わっている」とか、「接触を避けないと感染が収まらない」とか、国民の行動を制限しようとしてた。

小林　医師会は、医療崩壊するから国民は全員自粛しろって脅しているが、なんでわしらが「外に出るな」「会食するな」と脅迫されなきゃいけないんだと思うわけよ。あんなこと言われたら頭に来るのが普通でしょう。消防士に「俺たちが忙しくなるから、家で火を使うな」と言われてるような気がしますよ。

医師会を研究団体や学術団体と勘違いしている人が多いんだけど、あれって「業界団体」なんだよね。医者の利益を守るのが目的の業界団体で、自民党を支援している圧力団体なんだよ。それがなんであんな上から目線で偉そうに国民に説教を垂れるのか。

宮沢　彼らは医療崩壊するからお前ら自粛しろって言っているわけですが、日本は人口あたりの病床数が世界一多く、ＩＣＵの数は欧米よりちょっと少ないけど、重症者数は欧米より桁違いに少ないわけですよ。それでなぜ医療崩壊が起きそうになったかといったら、コロナ患者を受け入れない病院が多数あるから。およそ8割の病院が受け入れていない。

地方の患者数が少ない地域なら受け入れる必要がないでしょうし、病院の規模や人員の問題で受け入れられないとか、コロナ対応にお金がかかるとか、いろいろ事情があるとは思いますが、結局は日本の病院のビジネスモデルは、高齢者を入院させて病床を埋めて儲けるモデルなので、その邪魔をするなって話でしょう。コロナ患者に対応したら、高齢者の患者が来なくなって困るっていう話ですよ。

小林　日本の病院の8割が民間の病院なので、国が受け入れを強制できないってことなんだけど、いくら8割が民間だといっても、健康保険は国民全員が加入して保険料を支払っているのだから、税金と一緒ですよ。わしなんか、会社としてけっこう高い保険料を払っとるよ（笑）。民間病院もその保険料で運営されているわけで、病院は公的なものだし、医者は公的な人だと思いますよ。

それで、コロナ患者を受け入れるのが嫌だから、「お前ら自粛しろ」って何なんだ。

宮沢　全部公務員にしちゃったらいいいんじゃないですか。

小林　そう、そう、そうだよな。

海外だと、医者はほとんど公務員っていう国もありますからね。たまたま日本では8割の病院は公的機関ではなく医者も公務員ではないから、コロナ患者を断ることができてしまう。それで、コロナ患者を受け入れたくないから、国民を脅して「病気になるな」「風邪引くな」って言い始めるわけ。業界団体が。いや、ちょっとそれ、困るってなるのが常

図7 日本の医療資源（ハード面）は世界トップクラス
――人口あたりの病院数・病床数の各国比較

人口100万人あたりの病院数

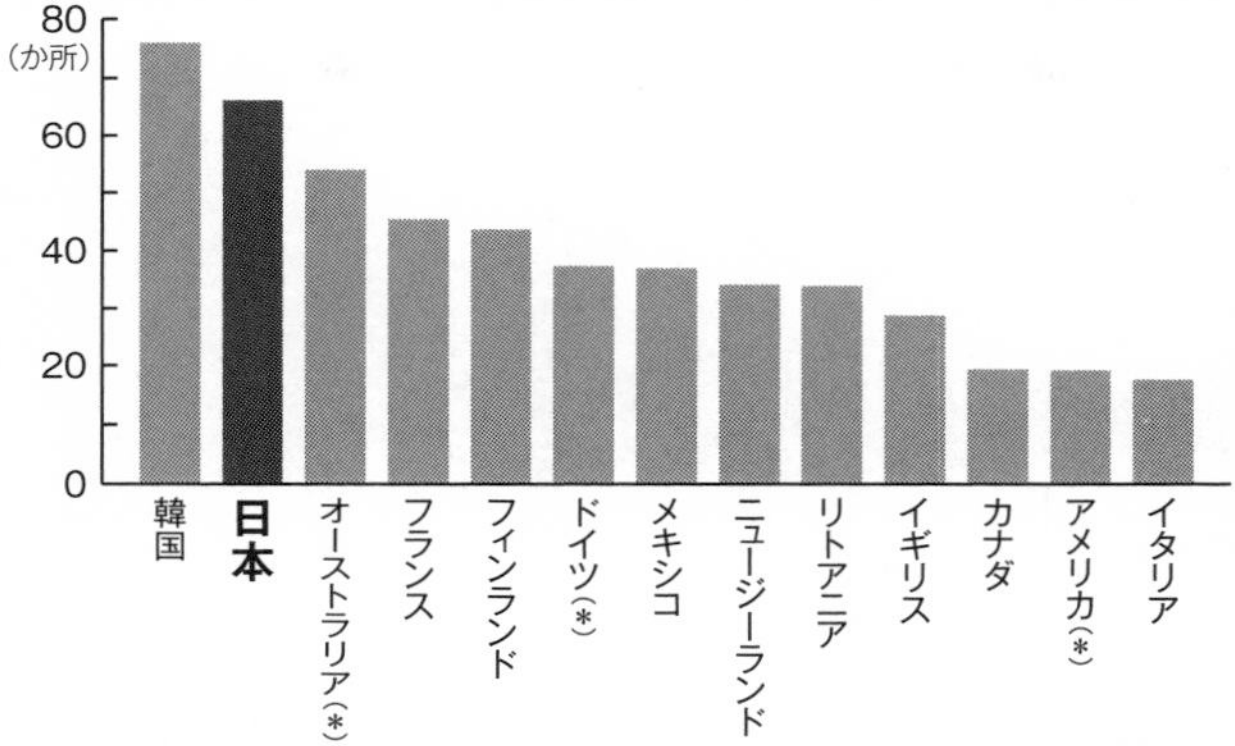

人口1000人あたりの病床数

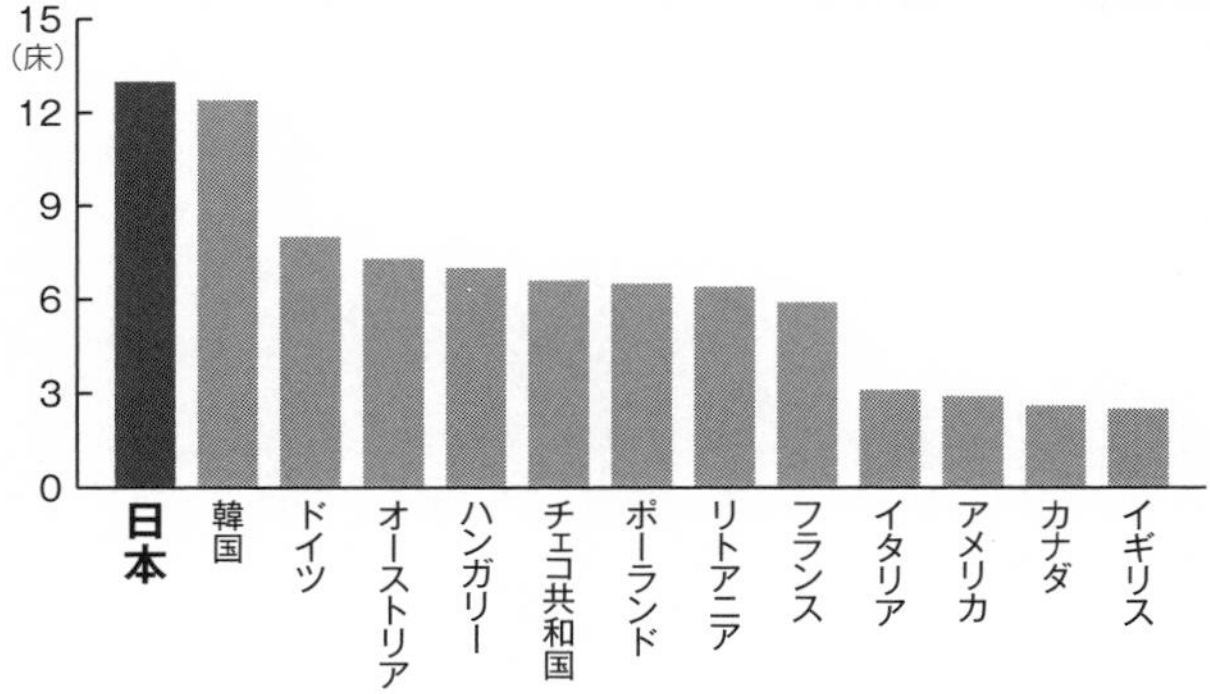

データ出典／「OECD Health Statistics 2020」の最新版（2021年2月5日時点）より、G7とG7以外で上位の国を抜粋した。「100万人あたり病院数」グラフの＊印の国は2017年、それ以外は2018年のデータ

識的な人間でしょう。
じゃあ、現場の医者はどう考えているかといったら、ネットの医療人材ビジネスをやっている会社のアンケート結果を見ると、7割近くの医者がコロナ患者の治療をやる意思があるっていうんだよ。わしのゴー宣道場の門下生にも医者や看護師がいるけど、やりたいと言っている。

外科医でも人工呼吸器の挿管はできる

宮沢 私らは、動物や人の感染症をやっているんですが、危ないウイルスが出ると燃えるんですよ。エボラが出たと聞いたら、「いやー、エボラかー、自分で扱ってみたいなー」とか思うんですよね。

小林 それすごい。自衛隊にもそういうヤツいるよ。わしは、イラクへの派遣とか、どうせぐちゃぐちゃになるんだから、行ってほしくないとかと思っていても、自衛隊の中にはそういう現場で実戦をやってみたいって言うのがいるんだよ。

宮沢 危ないと言われたら触りたくなるんですよ。獣医もそうだし、ウイルスをやっている人はそう。医者でウイルスやっている人はどうか知らないけど。危なければ危ないほど燃える。ＳＡＲＳのときは致死率が高かったからやりたかったけど、今回のコロナは燃えないんですよね。

小林　インフルエンザ以下だもん。全然怖くないよね。

宮沢　私の教え子もそうなんですが、危ないウイルスが出ると、「宮沢先生、やりましょうよ、やりましょうよ」って言ってくる。だけど、「危ないからやめろ」って止めてくる人がいる。どこでも一緒ですな。

小林　個々の医者や看護師には、やりたいというやつがいっぱいいるのよ。「こういうときのために医者になったんだ！」って熱い思いのヤツっていると思うよ。

あとね、コロナ患者の治療に関わっていない医師や看護師って、けっこう暇なんですよ（笑）。病院に行くとコロナがうつると思って、患者が病院を避けるようになっているから。コロナに対応していない病院まで暇で赤字なんだよね。

宮沢　医療従事者がツイッターなどで、「お金だけあっても、ＩＣＵでコロナ患者の治療ができる医師や看護師を育成するには時間がかかるんだ」とか言って反論しているんですが、外科の医師や看護師でも、手術が終わったあとの患者をＩＣＵに入れて経過を見たりするので、人工呼吸器の挿管でも何でもできるらしいんですよ。

小林　テレビのコメンテーターで出ている医者がそれ言ってたよ。「最初、医者になるときに訓練を受けたんだけど、今は忘れている。けれども、ちょっとトレーニングを受けさせれば、全部思い出して、やれるようになりますよ」って。

宮沢　挿管は、トレーニングを受けたらできますよね。うまい、下手はあるかもしれないけど、できなきゃ困りますよ。獣医だって、猫や犬への挿管はやりますからね。猫とか犬のほうが気管が細いから難しいですよ。

小林　だからさ、現場の医師は暇だからやりたいと言っているわけ。やれると言っているわけ。ところが病院の経営者はやらせないわけよ。コロナ患者を受け入れると赤字になるから。だから、医師会は「自粛して患者を減らせ」と言うわけ。「じゃないと医療崩壊するぞ」と脅してくる。

もうむちゃくちゃな話でさ。国民を恫喝《どうかつ》してるのよ。そんなんある？　普通の日常だったらそんなことを言う医者は非難されるよ。コロナ禍だから許されているんでしょう。何で病気しちゃいけないの？　別に好きで病気にかかっているわけではなくて、仕方がなくかかっているんだよ。しょうがないじゃん。冬なんだから風邪くらい引くよ。

宮沢　冬に風邪引いて何が悪い（笑）。

小林　そう、そう。

コロナを今さら封じ込めるなんていうのは幻想で、もう共生せざるをえないんだから、頭を切り替えて、それに合わせた態勢にしないとダメってことですよ。

第5章

腰砕けの政治家

コロナ差別

小林　なんでコロナがこんな騒動になったかというと、やっぱり感染症の2類相当以上の指定感染症という扱いにしたことが、そもそもの間違いだったんだよ。ここがボタンの掛け違いだった。エボラ出血熱などという、おっそろしい感染症と同じ扱いにしてしまったから、「そんな怖いウイルスなのか」とみんな恐れおののいたし、病院側も患者の受け入れに感染症2類に合わせた態勢を整えなくてはならなくなった（2021年2月の感染症法改正で分類は新型インフルエンザ等感染症となった。142〜143ページの図8参照）。

宮沢　隔離する部屋を用意して、他の入院患者とは完全に分けて、医師や看護師は特殊な防護服を着て治療にあたらなければならなくなったわけです。

小林　医者や看護師がシールドつけて防護服を着込んで対処する姿を見て、みんなとんでもないウイルスだと思って、さらに震え上がったわけでしょう。パンデミック映画で見たのと一緒だと。

それで何が起きたかといったら「差別」ですよ。田舎のほうで感染者が出ると、「あそこの家の誰それがコロナにかかった」って噂が広がって、もうそこに住めなくなったりしたわけでしょう。女子大生が帰省して飲み会に参加してクラスターが発生したら、めちゃめちゃ叩かれていたじゃない。

他府県ナンバーのクルマは嫌がらせをされたり、観光客が入店を拒否されたり。佐賀県に移り住んだネットニュース編集者の中川淳一郎《なかがわじゅんいちろう》さんが言っていたけど、東京から引っ越して数か月たっているのに、地元の理髪店で散髪を拒否されたって。もうね、パニックになってるんよ。

医療従事者も差別されて、保育園や幼稚園が、「あなたが勤めている病院はコロナ患者を受け入れているので、うちではお子さんを預かれない」ということが各地で起きていた。コロナ患者を救おうとしている医療従事者を差別するんですよ。信じられないよ。

玉川徹や岡田晴恵は、「若者や子供が感染して、それがめぐりめぐって老人に感染する」ってよく言うんだけど、それ、インフルエンザのときだって起きているんですよ。若者や子供が外で遊びまわってインフルエンザにかかって家に帰ってくるから、老人がそれにうつって死んでいたわけですよ、本当は。

厳しい

感染症法に基づく主な措置							
交通の制限、建物の立ち入り制限・封鎖	入院の勧告・措置	疑似症患者への適用	就業制限	汚染された場所の消毒	積極的疫学調査の実施	診断・死亡時の医師による届出	患者情報等の定点把握
○（政令で定められた場合）	○	○	○	○	○	直ちに	×
○	○	○	○	○	○	直ちに	×
×	○	○（政令で定める感染症のみ）	○	○	○	直ちに	△（一部の擬似症のみ）
×	×	×	○	○	○	直ちに	△（一部の擬似症のみ）
×	×	×	×	○	○	直ちに	△（一部の擬似症のみ）
×	×	×	×	×	○	7日以内	○

＊新型コロナウイルス感染症は2020年1月の政令で2類感染症相当の「指定感染症」となったが、2021年2月の感染症法改正により「新型インフルエンザ等感染症」に位置付けられた
＊厚生労働省「新型コロナウイルス感染症の感染症法の運用の見直しについて」（第47回厚生科学審議会感染症部会資料）、同「『感染症法等の改正について』に関するQ&A」（事務連絡）等を参照

図8 感染症法に基づく措置は「新型コロナ」が最も

——感染症法による感染症の分類と同法に基づく主な措置

分類 感染症の名前	分類の理由・考え方	外出自粛の要請、都道府県による経過報告、実施措置の公表等	無症状者への適用
新型インフルエンザ等感染症 新型コロナウイルス感染症、新型インフルエンザ等	新型コロナウイルス感染症を新型インフルエンザ等感染症に位置付けて、その流行に対応。将来発生しうる新たなコロナウイルス感染症にも備える	○	○
1類感染症 エボラ出血熱、ペスト、ラッサ熱等	感染力、罹患した場合の重篤性からみた危険性が極めて高い	×	○
2類感染症 結核、SARS、MERS、鳥インフルエンザ（H5N1、H7N9等）	感染力、罹患した場合の重篤性からみた危険性が高い	×	×
3類感染症 コレラ、細菌性赤痢、腸チフス等	特定の職業への就業によって感染症の集団発生を起こし得る	×	×
4類感染症 狂犬病、マラリア、デング熱等	動物、飲食物等を介してヒトに感染する	×	×
5類感染症 インフルエンザ、性器クラミジア感染症等	必要な情報を国民一般や医療情報者に提供・公開することで発生・蔓延を防ぐ	×	×

インフルエンザの流行では、ごく少数だけど子供や若者も死んでいますが、ちょっと流行ると学級閉鎖や学校閉鎖が起きている。子供の間ではすぐに流行るので、そこからうつされて持病を持つ高齢者がたくさん死んでいるんだろうと思いますよ。だけど、誰もそれを問題視しなかった。無視していたんだよ。インフルエンザのほうがたくさん死ぬのに放置しておいて、「コロナが子供からうつる」なんて言って医療従事者を差別するってなんなのかと。

宮沢　なぜか子供はコロナに強くて、10歳以下ではいまだに重症者も死者も1人も出ていなくて、PCR陽性の9割近くが無症状なので、ほとんど人にはうつしませんけどね。子供が感染するのはだいたい大人からで、その逆の例って極めて少ないですよ。

医師と看護師に月100万円出せ！

小林　そういうことをみんな知らないからね。なんで知らないかというと、政府なり何なりがちゃんと伝えないからだよ。

他にも、アルバイトやパートの人だって、コロナに感染して仕事をクビにされた人もいたんじゃない？

だから、政府が指定感染症にしなければ、こんなことにならなかったと思うんだよ。

宮沢　私もそう思います。やたらと恐怖を煽れば、こういうことが起きます。

小林　指定感染症にしてしまったために、病院はコロナ患者に対して特別な対応をしなければいけなくなって大きなコストがかかるうえに、コロナ以外の患者が寄りつかなくなって、大赤字になる。医師会が国民を恫喝するのは許さんけど、コロナに対応した病院が大損するような状況はやっぱりおかしいよ。コロナ患者を受け入れると赤字になるから、8割の病院は受け入れない。だから、医療崩壊も起きる。

確かに、医療っていうのはお金がかかると思いますよ。手塚治虫《てづかおさむ》の漫画に『ブラック・ジャック』という作品があるんだけど、ブラック・ジャックは法外な治療費を患者にふっかけるんですよ。莫大な借金を背負ってでも助かりたいか、愛する人を助けたいか、そういう覚悟を試す。それで、嫌な金持ちからは実際にふんだくるし、貧しくて支払いにとんでもなく苦労するだろうけど、それでも生きると決断した人からはお金を取らなかったりする。その兼ね合いが絶妙なんですよ。

「赤ひげ先生」みたいに、無償でどんな患者でも診るとか、そんなことってありえないのよ。お金がなければ、いい人材も集まらないし、いい医療はできない。だから、手塚治虫は医療とはそういうものだって本質を見抜いていて、やっぱりスゴイと思うよ。

だから、わしはまだコロナの正体がはっきりしていなかった最初の頃に、コロナ患者を診ている医師や看護師には毎月1人100万円出せ、病院には月1000万円出せと主張してきたんよ。国民に対する1人10万円の給付金なんかいらん。医療がコロナの波を受け止められるなら、自粛なんかせずに普通に経済を回せるんだから、給付金なんかいらんでしょ。だから、全部、医療従事者に回せと。

宮沢 ホント、その通りです。防護服を着て、医療用のN95マスクをつけて治療や看護をするのは、やっぱりきついんですよ。給料をどんと上げれば、看護師の資格を持っているけど、今休んでいるような人たちも「月100万円か！」って戻ってくると思うんですよね。人が増えれば、たとえば、今まで1人8時間勤務でやっていたのを分担して3時間労働に減らすといったことができる。負担は減るし、時間が短くなれば感染のリスクも減る。国からお金が出て、赤字が補填されるなら、病院もコロナ患者の受け入れを断れないでしょう。

小林 そうなんだよ。

宮沢 N95マスクは本当に息苦しくて、私でも2時間が限度ですよ。

小林 だから、インフルエンザと同じにすれば、そういうマスクとか防護服とかもいらなくなるんだよ。

宮沢 そうですね。常に装着している必要はないんですよ。咳やくしゃみを連発している人を診察したり介護したりするとか、喉の吸引といった処置をするとか、そういう場合はN95マスクをする必要がありますが、すやすや寝ている老人を診るときはいらない。

小林 インフルエンザと同じように対処すればいいわけだから。

宮沢 そうなんですよ。

コロナを感染症5類相当に

小林 だから、毎年1000万人感染者が出て、1万人が死ぬインフルエンザでは医療崩壊が起きないのに、なぜコロナごときで医療崩壊が起きるのかといったら、コロナだけ特別扱いして、「コロナでは1人も死なせない」みたいな妙な空気になっていて、80代、90代の高齢者をICUに入れて人工呼吸器をつけて無理やり延命させようとしたりするからでしょう。インフルエンザと同じ扱いでいいのに、コロナを感染症2類相当以上の指定感染症にして特別扱いしてしまったからだよ。

そうしたことで特に問題が大きいのは、院内でクラスターが発生すると、病院の機能が停止してしまうことなんだよね。

宮沢 そう、そう。

小林 インフルエンザでも、病院でクラスターが発生して医者や看護師、患者が大勢感染したというニュースは、昔からけっこう流れていたんだよね。

高齢者や医療従事者、介護従事者は予防接種をしているんだろうけど、それでも病院や介護施設でインフルエンザのクラスターは発生しているんだよ。介護施設の老人が10人くらい一度に死んだっていうニュースもときどきあったんだよ。ワクチン、効いてないんだよ。

だけど、医療従事者も介護従事者も、自宅療養して熱が下がって何日間かたったら、また普通に勤務していたんですよ。濃厚接触者にＰＣＲ検査するとか、そんなことやってないよ。もし症状が出たら休めってだけで。

ところが、コロナでは隔離されてしまう。検査で陽性だけど症状は出ていないという人も２週間隔離。濃厚接触者は検査結果が陰性でも２週間、自宅で隔離。そりゃ医療崩壊するの当たり前です。

宮沢　そうなんですよ。だから、症状が出ていなかったら、ＰＣＲ陽性でも一定の感染防御策をとりながら医療行為していいでしょうと私は言っているんですよ。

小林　そう、そう。

宮沢　だって、うつさないんだから。なおかつ、うつった人の対応をするんだったら、別にうつっている人でもいいですよね。

感染して回復して抗体ができた医師や看護師は無敵だって話がありますが、無症状の陽性者だって一緒ですよ。

小林　そうだよね。健康で、かつ、すでにうつっている人だからね。

宮沢　何があかんのですか。

小林　だから、コロナを指定感染症にしたことが大きな間違いで、そりゃ、初期の頃にこのウイルスがどれほど怖いものかわからなかった段階では仕方がなかったと思うけど、もう正体はほぼつかめたし、被害もインフルエンザより小さいことがわかったんだから、インフルエンザと同じ感染症の5類に移行すべきなんですよ。

宮沢　その通りです。インフルエンザと同じように普通に淡々と対処すればいい。ところが、政府は完全に逆行していて、5類に移行するどころか、新型インフルエンザ特措法を改正して、新型コロナに適用させてしまったわけです。

小林　コロナ関連法の改正では、最初は、病院から逃げたら懲役刑とか言っていて、開いた口がふさがらんかったよ。感染者を刑務所にぶちこむってどういうことよ。さすがに懲役刑は法案から削除されたけど、入院を拒否した感染者は50万円以下の過料（前科のつかない罰金。交通違反の反則金のようなもの）なんだよ。飲食店などにも罰則を作っていて、営業時間の短縮などの命令に応じない事業者には、緊急事態宣言が出ているときは30万円以下、出される前の「まん延防止等重点措置」の場合で20万円以下の過料だって。こんなバカな話があるかと。

宮沢　明確な人権侵害ですよ。しかもこれをマスコミは全然、批判しないんですよね。病院から逃げ出したヤツを処罰するのは当たり前だと思っている。

改正特措法は憲法違反だ

小林　これもね、ホントに「オドレら正気か？」って疑うレベルで、最初は冗談でこの番組名をつけたんだけど、だんだんシャレにならなくなっている。

その『オドレら正気か？　新春LIVE』に出てもらったゴー宣道場の師範をしている倉持麟太郎《くらもちりんたろう》弁護士は、この特措法などのコロナ関連法の改正は憲法違反の疑いがあると言っているわけ。隔離されている無症状者が逃げ出したら、捕まえて過料を科すというのは、憲法で保障された移動の自由が制限されるということだと。緊急事態宣言下で、時短営業の要請に従わなかったら過料を科すというのも、営業の自由の制限になる。特定の地域だけ制限するとなったら、法の下の平等も害される。コロナの感染拡大を防止するという目的のために、やむをえず人権の制限が認められるということなのだけど、より人権制限的でない手段が他にあるのなら、その手段は違憲だという判断の仕方になるんだそう。

要するに、感染拡大を防止するために、無症状者を隔離したり、時短営業させたりするよりも他にいい方法があるのに、それをしていないのなら、憲法違反ということ。

宮沢　じゃあ、憲法違反じゃないですか。無症状者を隔離したって何の意味もないんだから。高熱が出てゲホゲホ言っている人が逃げ出しているんじゃないですよ。無症状で健康な人なんですよ。

検査で陰性なのに濃厚接触者を自宅で隔離させるというのも完全な憲法違反ですよ。これも即刻やめるべき。

小林　あれもホント、無意味。

宮沢　いまだに厚労省は感染者の濃厚接触者を追跡しているんですが、感染が広がる前で、完全に封じ込めることが可能という段階ならまだしも、市中感染が広がってしまえば、もう意味がないんです。

第一波の初期に、西浦さんがいた厚労省のクラスター班がクラスター追跡で封じ込めたと言っていたけど、結局、その後、市中感染が広がっていったじゃないですか。結局、封じ込めていないんですよ。

小林　そう、そう。2020年1月の頃なんて、日本中に中国人がものすごくたくさんいたんだから。

日本で最初に新型コロナの発症者が出たのは2020年1月15日で、日本に住んでいる中国人が中国に行ったあと帰国して発症したんだけど、中国から日本への観光客は年間1000万人くらいで、あの頃日本には何十万人も中国人観光客がいて、武漢からもかなり来ていたんよ。

宮沢　12月には武漢ではもうコロナが蔓延していて、その武漢からも1万人くらい日本に来ていたと言われていますね。

小林　わしはその1月に大阪のホテルに泊まったんだけど、ロビーが中国人だらけだったので驚いた。北京語だか広東語だか飛び交っていて、すごい状態だった。

東京へ戻ってきて、1月29日のブログに「日本は中国人旅行客を入国禁止にすべきでは?」と書いたら、「排外主義だ」って批判されたんだけど、その後、わし、熱が出たんですよ。秘書も熱出して、大阪に集まっていた他のゴーセン道場生が3人熱出している。わし、コロナにもう感染しているかもしれないんですよ。実際に渡航制限が行われたのがその1か月くらい後で、その間に日本中に広がっていても不思議ではない。

宮沢　そんな状態で、感染が広がるのを止められるわけがないですよね。欧米からの渡航者も止めなかったから、そっちからも入ってきたわけで。

だから、第一波はクラスター対策で抑え込んだと言われていて、感染者が少ないように見えていますが、実際はめちゃくちゃ市中感染が広がっていたと思いますよ。PCR検査のキャパが今より全然小さかったから、発熱して保健所に電話したけど検査してもらえないってSNSで文句を言っている人がけっこういた。無症状の人は当然気づかないし、症状が出てもほとんどは軽いから、「これがコロナ？　まさか」って思っただろうし。

小林　本当はインフルエンザ並みの勢いで増えていたと思うよ。流行ったのが弱毒性の武漢型ウイルスで、症状が軽いし、死者も少なかったので、気づかれにくかったんじゃないか。

宮沢　初期の段階でクラスター対策で失敗してほとんど捕捉できなくなったんだから、もうやる意味はないんですよ。なのに、意地になって続けて、神奈川県の保健所は感染者増に耐えきれなくてとうとうギブアップしましたよね。

ＰＣＲ検査もそうだけど、こういう無駄なことで保健所の負担を増やして疲弊させているだけで、そもそも人権侵害なんだから、即刻やめるべきですよ。

小林　特措法の運用には他にも問題があってね。店名の公表に関する条文があるんだけど、コロナのクラスターが発生した店の名前を公表すると。これは食中毒が起きたケースと同じで、その店を利用した人のなかに他にも感染した人がいるかもしれないから、情報提供として公表するという趣旨で条文に入っているわけ。

だけど、時短営業の要請に従わなかったら、店名を公表するとか言い出していて、これはおかしいわけよ。まだコロナは発生していないのに公表するというのは、つまり、要請に従わないことに対する制裁として店名を公表するということで、明らかにアウトなんですよ。しかも、特措法改正で、要請ではなくて、強制にしてしまったわけ。罰則があるんだから、これは強制ですよ。どこまで暴走するんやと。

宮沢　そもそも、夜８時以降、飲食店が営業自粛することで感染拡大を抑制する効果があるのか、はなはだ疑問です。自粛がまったく必要なかったとは言いませんが、緊急事態宣言で飲食店が営業自粛してガクッと下がったかというと、全然そんな様子はなくて、影響が見えない。２回ともその前に自然にピークアウトしてなだらかに下がっているだけで、それは自粛のおかげかもしれませんが、緊急事態宣言でさらに下がったという形跡はないんです。

クラスターが発生した飲食店なんて本当にごく一部で、ほとんどの飲食店で発生していないのに、全部に、法で休業や営業短縮を命じるなんて、どうかしていると思いますよ。

小林　しかし、なんでわしは人権、人権って、こんなリベラルみたいなことを主張しているのか、わけがわかんないんだよ。わし、リベラルだったんだよ（笑）。

たとえば、香山《かやま》リカとか、町山智浩《まちやまともひろ》とかいう映画評論家とかがわしを批判するんだけど、彼らはリベラルだったんじゃないの？　リベラルというのは、自由を愛する人でしょう。なんでわしのほうが自由を愛しているの？　なんでわしのほうが自由を守ろうと頑張っているの？

彼らはわしが「コロナは怖くない」と言ったから攻撃しているわけ。それで結局、全体主義に与《くみ》しているわけよ。反権力ぶっていた連中が、コロナに脅えて移動や言論の自由という基本的人権を剥奪しようとしている。ふざけるなと言いたいよ。

宮沢　自由の侵害に対して、みんな恐ろしく無頓着になっていますよね。

政治家がマスコミに煽られ腰砕け

小林　菅《すが》政権がＧｏＴｏキャンペーンを推進して、「絶対に経済を止めない」と言っていたときは支持していたんだけどね、わしは。玉川徹みたいな、なんでもかんでも政府の責任だ、政府が悪いってわめき散らす幼稚な〝反権力〟とは違うんよ。菅首相がＧｏＴｏやるというからには、よし、政府を全面的に支持してやろうじゃないかと思っていた。だけど、マスコミが「ＧｏＴｏやめろ」と大合唱して、政権支持率が落ち始めると腰砕けになって方針転換してしまった。

そうなるとさ、今まで支持していた人も「菅首相にはがっかりだ」となるんだよ。最初から支持していなかった人なんてのは、何やったって支持しなくて、「対応が遅すぎる」とか言ってまた叩くだけだから、結局、長い目で見れば、両派から支持されなくなると思うんだけどね。

宮沢　酷いのは、マスコミは「緊急事態宣言を早く出せ」「対応が遅い」と批判していたわけじゃないですか。ところが、いざ出ると、今度は「ホテルや旅館が大混乱」「飲食店主が悲鳴」と騒いでいるんですよ。えっ？ 何なのこれ？ って思いますよ。そうなるのはわかっていて、「ＧｏＴｏやめろ」「緊急事態宣言出せ」と主張していたんじゃないのかと。実現したんだから勝利宣言をすればいいじゃないですか。「私たちは日本潰しに成功しました」と言えばいい。

小林 マスコミなんてとことん無責任なんだから、そんなの無視すればいいんだけど、政府はどうも腰砕けになっちゃっている。

「国民全員が反対しても、やるべきことをやる、それが正しかったか間違っていたかは、後世に歴史家が判断する」と言えるような胆力のある政治家がいなくなっちゃったんだな。メディアに先導された世論のあまりの声の強さに、押し流されてしまう。

宮沢 国民に向かって、ちゃんと説明すれば、理解されると思うんですけどね。本当のことを言えばいいんですよ、ちゃんと。

このウイルスは封じ込められるものじゃなくて、共生するしかないんだと。自粛を続けて経済が停滞すると、雇用がこれだけ失われ、自殺者はこれだけ増えますと。財政にも余裕なんかありませんと。お金がないと言えばいいんですよ。コロナ給付金や助成金による支出で、2020年度の一般会計歳出は前年度の約1・7倍に膨れ上がり、借金が60兆円も増えましたと。これを20年で返済していくとしたら、将来、税金はこれだけ上がります、消費税を何%にしなければいけません、年金も減りますと。1人10万円の給付金にしても、「もっと出せ」とか言っている人がいるけど、あとで増税されて回収されるだけですからね。東日本大震災の復興財源でも、復興特別税という名で25年間増税されているんですから。

どっちがいいですか？　と聞けばいいだけの話です。

小林　それが言えないんだよ、今の政治家は。胆力がないんだよ。野党は政府以上にコロナ脳だから論外なんだけど、政権を担っている政治家が言わないんだよ。

たとえば、石破茂《いしばしげる》なんかは、たぶん、『コロナ論』を読んでいて、ちゃんと論理的に話せると思うんだけど、政権を担っている政治家じゃないからね。マスコミもそこには聞きに行かない。自分たちに都合の悪いことを言いそうなヤツのところには取材に行かない。

マスコミの連中も本当はもう気づいていると思うよ。今のこの惨状を生み出したのは、自分たちが煽り倒したからだと。気づいていないのなら、本物のバカだよ。だけど、自分たちの責任を認めるわけにはいかないから、「コロナ怖い」をやり続けるしかない。

マスコミが恐怖を煽り続けているから、厳しい対策を打ち出したほうが支持率が上がるんだよね。小池都知事なんかまさにそれだよ。コロナ前はレイムダックになっていたのに、毎日、毎日、記者会見して「今日の感染者何人、重症者何人、死者何人」と煽ったおかげで完全に息を吹き返して、再選まで果たしてしまった。

シルバー民主主義

宮沢　だけど、正しい政策を実行して、それで支持率が落ちて選挙で負けたなら、堂々と下野すればいいじゃないですか。俺たちは間違っていないって。
昨年8月に政治家の人と会食したんですが、「選挙で当選しなきゃいけないから、世論に逆らうのは難しい」みたいなこと言っていて、すごい腹が立ったんですよ。政治家としての信念はないんかと思って。
小林　そうなんだけど、政治家にとってはもう、落選するというのはむちゃくちゃ怖いんですよ。

宮沢　辞めたらいいじゃないですか。政治家になる前に戻るだけじゃないですか。

小林　いやいや。辞めたら何の影響力も行使できなくなるわけで。

政治家になる人間って、それなりに「これをやりたい」と思っていることがあって政治家になるんですよ。地元の経済発展とか、福祉を充実したいとか、その人なりにあって、その周りには「これをやってほしい」という人が集まって支援している。

政治家はみんなコロナ対策なんてやりたくないんよ、本当は。やりたくないって言うか、よくわからんコロナ対策に手を出して、下手打って、支持者の反感を買って落ちるのを恐れている。昼間のワイドショーを見ているのは高齢者だよ。新聞読んでいるのも高齢者。選挙で票を入れるのも高齢者。全部、高齢者で、そこに媚《こび》を売らないと選挙で勝てないんだよ。だから、コロナ対策でも〝シルバー民主主義〟が健在なんだよ。

菅首相だってそうだと思うよ。本当はやりたい政策があって、コロナ対策なんてやりたくない。だから、なるべく支持率を落とさないようにして政権を長続きさせて、なんとかやり過ごしたいと思っているんだよ。

わしはブラジルのボルソナロ大統領が好きでね。彼が一番正しいと思う。「コロナなんか、ただの風邪だ」と言って、スウェーデンと同じでノーガード戦法を採って、自分もマスクをつけずにどこにでも行き、揚げ句に自分もコロナに感染してしまったけど、それでも方針転換しないんだよ。野蛮なのか知的なのかよくわからんけど（笑）。

宮沢　私、思うんですけど、戦争にたとえたら、完全に負けですよね。たとえば、どこかの最貧国、国名を挙げてごめんなさいですが、カンボジアが日本に攻めてきたとして、マスコミが「あいつら核兵器か生物兵器か知らんが、なんかすごい兵器を持ってるらしいぞ」ってデマを垂れ流して騒いで、みんな防空壕に逃げ込んでブルブル震えているみたいな感じですよね。政府も、国民があんまり怖がるから、カンボジア軍と戦うのではなくて、やたらめったら防空壕を掘りまくっているだけ。たまに攻撃してきたって大したことないんだから、みんな普通に生活したらいいやんと思うんですけどね。戦争やったらもう完全にアホな負け方ですね。

小林　中国なんかは冷静に見ていると思いますよ。日本はこの程度のリスクでここまで震え上がって何もできなくなる国なのかって。指導者もリスクの大小を判断できず、マスコミの報道ばかり気にしている。戦争なんて絶対できない国だなと思っているよ。

第6章

いますべきことは何か

日本は集団免疫戦略でOK

小林　コロナの正体が見えてくるにつれて、だんだん「マスコミ報道がおかしい」「政府の対策がおかしい」ということに気づく人が増えてきていると思うんよ。コロナを感染症の5類に変えろという話だって、冷静に聞いて納得する人が多いんですよ。コロナはインフルエンザ以下なんだから、それでいいじゃないですかと。

ところが、政府は真逆の方向に向かっていて、特措法を改正して、規制を強化して国民の自由を奪おうとしている。第四波、第五波が来たら、都道府県はまん延防止等重点措置、政府は緊急事態宣言を出す気満々なんだよ。次の冬まで自粛をダラダラ続けて、冬にどんどん増えたらまた出すんですよ。

この騒動をいつまで続けるわけ？　自粛して抑えても、緩めればまた増えるので、結局、同じなんですよ。だけど、ズルズル続ければ、その間に経済がどんどん壊れていく。

宮沢　ワクチンが頼みの綱なんだろうと思いますが、もしワクチンが思っていたほど効かなかったらどうするんですかね。永遠にこれを続けるつもりなんですかね。

小林　宮沢さんの「コロナワクチンはインフルエンザワクチン並みに効かない」という予想がはずれればいいんだけど、予想が当たると、ずっと続けることになるよ。

スウェーデンではノーガード戦法で、集団免疫の獲得を狙ったわけですよ。公式には認めていないけど、特別な対策はせずに、ある程度自然に任せている。

ノーガードといっても、集会などの規制はあったし、冬になって感染者や死者が急増してからは、公共の場に9人以上で集まることの禁止や、夜8時以降の酒類販売禁止など若干、規制を強めているけど、他の欧州諸国と比べると、ロックダウンはしていないし、飲食店は営業しているし、学校も休校にしていないんよ。

第二波で死者が急増したので、「スウェーデンは失敗だった」ってみんな言うんだけど、人口あたりの死者数で比べると、イギリスやアメリカ、イタリアよりも少なく、フランスと同じくらい。ロックダウンや飲食店の営業禁止など強い規制をしている国より少ないし、死者数が多いのは、介護施設で働いている人に移民が多くて、別の仕事と兼任しているからなんだよ。死生観も違っていて、日本のような延命治療は虐待と捉える国民性がある。

宮沢　やっぱり欧米のアングロサクソン系は今回のコロナに対しては弱いんですよね。

小林　だから、ノーガード戦法、集団免疫戦略というのは、コロナに強い日本がやるべきなんだよ。人口あたりの死者数で比較したら、日本はイギリスやアメリカの16～17分の1くらいなんですよ。欧米と同じ対策をやる必要なんかないんだよ。

京大の山中伸弥《やまなかしんや》教授は、日本人にはコロナに強い「ファクターX」があると言っていたけど、「ファクターX」って宮沢さんは何だと思う？

宮沢　先ほど、民族によってウイルスに対する感受性が異なるとは言いましたが、遺伝的なものだけでなく、その民族の文化や習慣も関係していると思うんですね。

日本人の抗体保有率は最近の調査結果を見ると、せいぜい1％くらいで、欧米と比べるとかなり少ない。抗体を持っている人が少ないのに、なぜこんなに感染が広がらないかというと、いろんな理由が考えられる。

まず自然免疫で抑え込んでいる可能性があります。免疫には自然免疫と獲得免疫があって、抗体ができてウイルスを撃退するというのが獲得免疫で、症状の出た人にはだいたい抗体ができますが、その前の段階で、いろんな細菌やウイルスに対応する生まれながらの免疫といえるインターフェロンなどでウイルスを抑え込むのが自然免疫。無症状の人は、自然免疫で抑え込んでいる可能性があり、日本人はそれが強いのかもしれません。それにＢＣＧ接種が関係しているという説があります。

ただ、私はどちらかというと、文化面の影響のほうが大きいのではないかと思います。ウイルスの曝露量が多いと重症化しやすいんですね。一度にたくさんのウイルスがどんどん入ってきちゃうと、免疫が臨戦態勢に入る前にどんどん細胞が侵襲されてしまうから、重症化するんです。だけど、日本人のようにこれだけちゃんとみんながマスクしていれば、ウイルスの曝露量は少なくなると思いますよ。毎日、風呂に入って髪を洗うとか、食器をきちんと洗うとか、基本的な衛生に対する意識も高い。

あと、キスやハグをする習慣もない。発症直前の人とキスすると、感染リスクは高くなります。あと、日本人はセックスレスだから、夫婦間のディープキスもかなり少ないんじゃないですかね。

小林　またディープキスか（笑）。

宮沢　いや、真面目な話。

あと、言語の違いもあるかもしれない。英語など欧米の言語は破裂音が多くて、飛沫が飛びやすいから感染が広がりやすいのではないかという説もあります。文化や習慣というのは簡単に変わらないから、それも含めて「ファクターX」だろうと、私は思っています。

小林　だから、スウェーデンよりも日本のほうが、集団免疫戦略を採るのに向いているとわしは思うんだよ。

宮沢　それができるのなら、それでもいいと思うのですが、何の対策もせずに感染を広げるというのは、現実的には無理だと思うんですね。なぜかというと、感染者が激増したらマスコミが絶対に騒ぐからです。それはもう、絶対に騒ぐ。それで政府は押し切られてまた緊急事態宣言を出す。この流れは止められないと思うんですね。

小林　確かに、ノーガードでいいんだと国民にちゃんと説明して納得させられる政治家なんていないかもしれんな。わしは絶対にやるべきだと思うけど。

宮沢　だから、私は感染者を減らしたほうがいいと思っています。だって、減らすのなんて簡単なんですよ。今やっているコロナ対策はゼロリスク指向で負担ばかり重くて、成果が出ないものが多いから、国民は疲弊して、経済も落ち込んでいくんです。緊急事態宣言なんてまったくやる必要ない。

必要最小限で、効果の高い対策をするだけで、勝手に減っていくんですよ、日本では。

本当に意味のある対策だけに

小林　実際、周期的に増えるけど、特に何もしなくてもまたすぐに減っていくもんね。

宮沢　コロナ対策で有効なのは、何度も言いますが、ドンチャン騒ぎをしないこと。大勢で集まって酒が入ると、楽しくなって声が大きくなるし、マスクせずに何時間も飲食をするから、飛沫を吸い込む量が増える。普通におしゃべりしながら、飲んで食べるのならほとんど問題ないんです。それが守れるなら、飲食店も営業自粛する必要はない。

カラオケはちょっと対策が難しいけど、一人で歌を歌うとか。家族の単位で利用するなら、家庭内と同じだから、別にマスクなしでいいんじゃないですかね。

イベントの上限人数を段階的に1000人とか5000人とか決めているけど、あれって何の根拠があるのかって思いますよ。会場に陽性者が混じっている確率がどうのこうのと言うんだけど、1000人のイベントを5回やったら、5000人でやるのと同じ確率ですよね。

小林　そりゃそうだ。

宮沢　陽性者が１人混じっていたら、会場にいた人の１割が感染するっていうのなら、規模を縮小すべきってことになりますが、うつすのは周囲の数人だけですよ。規模は関係なくて、そんなのどこでだって起こりうるわけで、その人が50人のイベントに参加していたら、そこで周囲の数人にうつしているかもしれない。イベントに行かずに友達とメシ食いに行って友達にうつしたかもしれない。たまたまその大規模イベントで起きたってだけのことでしょう。

小林　会場側や主催者側からすると、クラスターが発生したとなると、マスコミが騒いで世間から袋叩きにされるからね。それを恐れている。

東京で『オドレら正気か？　新春ＬＩＶＥ』をやったときも、貸してくれる会場がなくて苦労したんよ。最初２００人の予定だったんだけど、４００人の応募があって、急遽、隣の部屋との壁をぶち抜いて、３００人入れるようにしたんだけど、会場側との折衝が大変で。会場の職員もピリピリしているし。

参加者の方も悲壮な覚悟で来るんよ。家族から「東京へは行くな」「イベントには参加するな」と言われて、それを振り切って来ている。それであんな楽しいイベントだったので、みんなすっきりして日頃のストレスを発散させて帰ったんですよ。

宮沢　あれは面白かったですね。

日本の検査陽性者数の割合でいえば、300人いても感染者はまずいない。たとえいたとしても1人でしょう。発症直前の人となったら、もっと確率は低い。もしいたとしても、その人が大声でわーわーしゃべり続けない限り、まずうつらない。『新春LIVE』はそういうイベントじゃなかったので、大丈夫なんですよ。

クラシックのコンサートだって、最後に立ち上がって「ブラボー!」って叫ぶことはあるかもしれないけど、基本的には座って静かに聴くだけだから、全然問題ないんです。そもそもブラボー一発ではマスクなしでも感染させることはないですよ。となりで叫ばれて気になるなら15秒ぐらい息止めればいいんじゃないですか。空気は流れてますから。

小林　去年、福岡で大きな会場を借りてやったんだけど、もし感染者が出たら会場全体を消毒するから、その費用を持てというのが契約の条件だったの。

宮沢　消毒なんていらないですよ。じゃあ、感染者が出たら、歩いた道を全部消毒するのかって話ですよ。

小林　でも、オーケーしないと会場を借りられないんだよ。消毒となったら、すごいお金がかかるんよ。

宮沢　じゃあ、もし感染者が出たら、「自分たちで責任持って消毒します」って言って、「エタノールスプレー」でシュッシュッてやっときゃいいんじゃないですか（笑）。「危険だからドアを開けないで。絶対に覗かないで」って釘刺しとけばいい。

小林　「鶴の恩返し」か（笑）。

宮沢　放っておけばウイルスなんて勝手に減っていくんですから、それで十分です。

京都市では、約2億4000万円かけて地下鉄や市バスの車両に抗ウイルス・抗菌コートしたって言うんですが、壁についたウイルスでどうやって感染するんですか。壁を舐めるんですか。ウイルスは壁についたらついたままで、触ったってほとんどつかないし、仮についたとしても数が知れている。気になるなら手を洗えばいいだけ。

小林　言ってやれ、言ってやれ（笑）。

宮沢　ウイルスなんてほっといても減っていくんですから、必要ない。本当に無駄なことに労力とお金を使っている。

恐怖が生み出す後遺症

小林　そういう過剰な対策をするから、そんな対策が必要なほど恐ろしいウイルスなのかと、みんな誤解してしまうんだよね。

宮沢　そうなんですよ。でね、最初の頃、キャバクラやホストクラブでクラスターがバンバン発生して、〝夜の街〟は危ないって話になったじゃないですか。あれが今はもう、けっこう安全になっているんですよね。

昨年5月にホストクラブで流行ったときに、ファッションヘルスやデリヘルの風俗嬢の調査結果をきいたのですが、陽性者ゼロだったんですよ。だけど、性風俗で感染が起きないわけがないじゃないですか。本当は昨年の1月、2月、3月に一番に流行って、みんなもう治っていたんじゃないでしょうか。

で、最初に性風俗で流行って、その次がホストクラブやキャバクラで流行った。あの頃、ホストクラブを調査したら、クラスターが出たところでは最大6割の人が陽性でしたよ。

あぁ、6割まで行くんやと。

小林　集団免疫。

宮沢　そう、そう。6割なんや、と思って。それで陽性者30人くらいから話を聞いたけど、熱が出たのは1人だけでした。それも37・5度くらい。「何日続いた?」「1日です」って。他には、味覚障害と嗅覚障害はありましたね。それでも3日とか1週間とか。若い人はやっぱりコロナに強い。歌舞伎町のホストクラブでは今は全然クラスターが発生しなくなっている。免疫持っている人が感染拡大を防ぐ壁になるんですね。歌舞伎町のホストクラブではお客は完全に戻ってきて売上げも前年とほぼ同じだそうです。

小林　なるほどね。

宮沢　料理人にとっては味覚障害はヤバイですけどね。死活問題ですが、たいていは1～2週間くらいで治るんですよ。

小林　風邪やインフルエンザでも、食べ物の味がわからなくなることってあるからね。インフルエンザにかかって、治った後も2週間くらい味覚障害が続いたっていう人に聞いたら、辛子やわさびが全然辛くなくなるんだって。

宮沢　最近のメディアは「後遺症が怖い」でまた脅かしているんですが、インフルエンザでも後遺症はあるし、コロナの後遺症も数か月もすればたいてい治るんです。それにコロナの後遺症と言われている症状のなかには、「体がだるい」とか、「集中力が続かない」とか、「寝ても疲れが取れない」とか、〝鬱〟のような症状も挙がっているんですよね。

小林　うちに取材に来た新聞記者が言ってたけど、検査で陽性になるとホテルとかに入れられるじゃない。そしたら、防護服着た重装備の人が弁当を持ってきたり、自分が触ったところを消毒されたり、まるで自分自身が〝ばい菌〟のように扱われるから、そのショックが大きいんだって。そういう扱いに神経が参ってしまう。

発症しなくて隔離解除されて職場に戻っても、「あいつコロナになった」と噂になってみんな知っているし、コロナ感染者として扱われてＰＴＳＤ（心的外傷後ストレス障害）みたいな後遺症が残る人がいるって。

宮沢　だから、コロナ差別の後遺症じゃないかと思うんですよね。国内の調査結果には、後遺症に脱毛があると書かれていて、治ってから４か月もたってから髪の毛が抜けた例があるというんだけど、ハァ？　４か月もたっているのにどうやって因果関係を調べたの？

って。円形脱毛症と同じで、ストレスが原因じゃないの？

小林　コロナにかかったということが自分にとって衝撃的な出来事で、ストレスを溜め込むことになってしまったのかもしれないよね。日本人は真面目だから、自分の周りの濃厚接触者が陽性になったり、隔離されたりすると、その責任も感じて、自分を責めてしまうんだと思うよ。

宮沢　そうなんですよ。本物のコロナの後遺症というのはあるにはあると思うんですよ。だけど、世の中の異常な空気で生み出されている精神的な後遺症がけっこうあると思うんですよね。

小林　だから、コロナもインフルエンザと同じ扱いにしろって言っているんですよ。

海外往来の禁止の是非

宮沢　渡航制限だって解除すればいいと思いますよ。今、日本政府はビジネス往来を全面停止して、外国人の入国制限をしていますが、こんなのも馬鹿げているからやめたほうがいい。五輪も普通にやれると思います。夏の暑い時期ですから。陰性証明をもってくるなら何の問題もないですよ。検査漏れがあってもごくわずかですよ。

小林　いや、わしはこの際、止《と》めたいんだけど。第一波のときに、弱毒の武漢型が収束しそうなときに、強毒の欧州型が入ってきて、被害が大きくなったというのがあるからさ。

宮沢　もはやここまで来たら一緒ですよ。

小林　ウイルスとしては一緒？　どこでも一緒？

宮沢　はい。もしすごい病原性の高いウイルスだったら、広がらないから大丈夫です。広がるとしたら病原性が低いやつだから、むしろいいじゃないかと思うんですけど。

小林　ＳＡＲＳやＭＥＲＳ（中東呼吸器症候群）がいつのまにか収束したのも、弱毒化したからなのかな？

宮沢　それはわかっていないです。

小林　日本は全然被害がなかったよね。

宮沢　日本はシャットアウトしたから入ってこなかったのか、それとも日本人もかかっていたけど全然広がらなかったから気づかなかっただけなのか、そこはわかりません。ただ、今回のコロナウイルスがこれだけ流行ったのは、弱毒だからってことに尽きます。

小林　強毒だと広がらないからね。

宮沢　そうです。今回のコロナウイルスは、ドンチャン騒ぎするやつがいて、その次に家庭内感染があって、その次にはほとんど進まないんですよ。三次感染がほとんどない。家庭内感染の割合が増えたら収束なんですよ。介護施設内クラスターや病院内クラスターも多いのですが、それは閉じた空間ですぐに対応できるので感染が外に拡大することなく速やかに収束します。

小林　そう、そう。家庭内に入ってきたときに、ああ、これで収束するなと思ったけどね、わし。

宮沢　家庭内感染の割合が増えているというのは、怖いことじゃなくて、朗報なんです。お父ちゃんや息子がドンチャン騒ぎしたかで感染してきて、お母ちゃんに感染して。だけど、お母ちゃんはたぶん、ドンチャン騒ぎしないから、そこで止まる。

小林　ええ？　お母ちゃん、ママ友やご近所さんとすごい勢いでベラベラしゃべっているよね（笑）。

宮沢　お母ちゃん、不倫しているかもしれないけどね。

小林　またそういうことを（笑）。

宮沢　いや、ラブホテルの経営者に聞いたもん。リモートになってから、急に増えたって。不倫が。

小林　日中、会社に行かなくて時間が自由になったからか。

宮沢　私らはもう枯れていますが、若い人たちは我慢できないから。感染症がどうやって広がるかを調べようと思ったら、社会の裏面も見ていかないとわからないんです。風俗の方もネットで情報を収集しているんですよ。今、何人接客中とか、出勤情報も見ている。

小林　そこまで見るんかい。

宮沢　見る見る（笑）。実態を知りたいので。もちろん、潰れた風俗店は多いですが、流行っているところは流行っている。だけど、クラスターが発生したという話はもう聞かない。だから、ドンチャン騒ぎさえしなければ大丈夫なんです。

小林　なるほど。

宮沢　第三波は終わりが見えていますが、第四波、第五波と続くと思うんですよね。仮に夏場にワクチンが効いたとしても、いずれ抗体は消えます。抗体が効きにくい変異株も出てくるでしょう。免疫ももって数年です。ワクチン接種は全員じゃないから、今年の冬にまた波がやってきますよ。

小林　だから、検査陽性者数が下がって世の中の人たちが落ち着いたときに、決着をつけておかないと。だから、この本でコロナ脳の解除をやらなきゃいかんわけ。

宮沢　私らはウイルスの専門家ですが、経済も回さないといけないということくらいわかりますよ。「宮沢は専門でもない経済のことを話すな」って言われるんですが、私ら理系の研究者も高校では政治・経済を習っているんですよ。一般常識で今の状況がまずいということくらいわかりますよ。

負担を減らして、経済を回して、医療崩壊させない範囲でストレスなくやるにはどうすればいいか。そのときに、どこまで注意したらいいのか、どこまで許容できるのかということを提言できるのは、私らウイルス研究者しかいないと思います。誰が適切な自粛レベルがわかるんだという話です。

洗脳を解け

小林　わしらがいくら「経済を回せ」と言っても、みんな「コロナ怖い」で萎縮してしまっている。欧米のように何十万人も死んでいるならまだしも、なんで日本人はこんなに被害が小さいコロナを恐れるのかと。

最初の1年の検査陽性者数は約30万人だけど、日本の人口比でいえば、0・25％ですよ。それも無症状の人が半分くらい含まれている。つまり、症状が出た感染者は1000人に1～2人で、コロナは滅多にかからない感染症なんだよ。

高齢になるほど死亡リスクが高いといわれているけど、高齢者であっても死ぬ人のほうが圧倒的に少ない。しかも基礎疾患のある人がほとんどで、本当にコロナで死んだといえるのか、疑わしいところもある。

滅多にかからない感染症で、死ぬ人もごくわずか。つまり、ほとんどの人にとっては「滅多にかからないただの風邪」なんですよ。

宮沢　風邪を引いていけないんですかって言いたいですよ。風邪引いていいこともあるんだから。

小林　免疫が鍛えられるからね。

宮沢　そう、そう。私、アレルギーなんですが、風邪引いてるときはアレルギーが弱まるんですよ。アレルギーが増えたのは、寄生虫がいなくなったからだと言われていますが、感染症が減ったからアレルギーが増えたとも考えられる。

あと、1年に数日寝込むことって、そんなに悪いことなのかなと。

小林　まあね。働きすぎの人は、休んだほうがいいかもね。

宮沢　人生を見つめ直すいいチャンスやんと思う。浄土宗の本を読んだら、病気というのはありがたいもんやと書いてあるんですよ。病気のときに南無阿弥陀仏って唱える心も生まれるし、反省する心も生まれるし、生きてるってどういうことなのかを考える機会になる。

小林　わしはねー、インフルエンザにかかったら、あんまり正常な気持ちにはなれないね。もう苦しゅうて、苦しゅうて。わしの奥さんは、絶対解熱剤も風邪薬も飲ませてくれないもん。

宮沢　そのほうが早く治る。

小林　そう。今、体が戦ってるんだから、ほったらかしとけと。だから、風邪引いて何かいいことがあるとしたら、「ジョア」がうまいなっていうぐらいで（笑）。何で風邪引いているときって、あんなに「ジョア」がおいしいんだろう。

宮沢　知らんがな（笑）。

お釈迦様が気づいていたことを、私らが気づくのは難しいのかもしれないですけどね。死に至る病気なんて山ほどあるし、みんないつか必ず死ぬんですよ。

小林　そう、そう。日本では年間140万人くらいが亡くなっていて、その内、がんでは38万人死んでいる。毎日1000人くらい死んでいることになる。心疾患で21万人、脳血管疾患で11万人、肺炎で10万人、誤嚥性肺炎で4万人（数値は2019年）。

餅を喉に詰まらせて窒息死する人って、毎年300〜400人ぐらいいるんだけど、コロナでこれだけ大騒ぎして経済に大ダメージを与えるのなら、その前に餅を販売禁止にしたらどう？　って思うよね。餅で死ぬのはOKで、コロナはダメっていう理由がわからない。

宮沢　そうですよね。そもそも、何が理由で死のうが、死ぬときに「ああ、これで死ぬんや」と思えればいいじゃないですか。みんないつか必ず何かの理由で死ぬんだから。

小林　そこまで達観するのはなかなか難しいんだよね。

メディアが洗脳したっていうのもあるけど、やっぱり日本人の「生命至上主義」が背景にあると思うんだよ。

宮沢　1分1秒でも長生きしたいと。

小林　そう、そう。

戦時中は「命は鴻毛《こうもう》より軽し」と言って、特攻隊に若者が志願して、いっぱい死んじゃったからね。戦後はそれに対する批判が起きて、今度は逆に振り切れてしまって「人の命は地球より重い」と言って、生命至上主義になってしまった。さらに生命至上主義から「延命至上主義」になっちゃったんだよね。ただただ長生きする。1年でも2年でも長生きするのが善になった。それが一つの大きな宗教に日本中がなってしまっているからね。だから集団免疫といったら怖い。でも、インフルエンザで毎年やっとるやん。毎年集団免疫で終わっとるやんという話なんだけど、そこには気がつかないんだよ。

宮沢　私なんかは、「命を守るために自粛を」って言われると、「何のために生まれてきたんですか」って言いたくなる。「自粛するために生まれてきたんですか」って。家にこもって、生きていたらそれでいいんですか。飯食ってウンコするだけでいいんですかって。

小林　その通り。ウンコはよけいだけど（笑）。

宮沢　おかしいでしょう？　明治時代には結核が流行って、今の人口に換算すると毎年十数万人死んでいたんですよ。それが何十年も続いていたんですよ。だけど、日本人は普通に生活していたんですよ。文豪とかでも、結核にかかって死ぬ間際でも、一生懸命、小説書いた人がいるでしょう。いい小説書いて死んだんならそれでいいやんか。

こういうことを言うと、「昔と今とでは命の重みが違う」と言うヤツがいるんだけど、アホかと。本人にとっては一緒じゃ。結核で死ぬかもしれんが、俺は最後まで小説を書くという選択をしたんでしょう。

そんなにみんな1分1秒でも長生きしたいって思うんですかね。

小林　もうしょうがないじゃんって思うよね。

宮沢　死が怖いというのは、人生、真面目に生きてこなかった証拠やでって。真面目に生きてたら、いつでも死ねると思いますよ。結局、やり切った感がないんでしょう。

小林　だから、わしに対して、「お前も基礎疾患のある高齢者じゃないか」って、意味不明の罵倒をしてくるヤツがおるんよ。何が言いたいのかよくわからないから、「そうですけど、何か？」って答えるしかない（笑）。

自分が基礎疾患のある高齢者だなんて、最初から知ってますよ。自分のことなんだから。たぶん、こういうこと言うコロナ脳の人たちは、「小林よしのりは、基礎疾患のある高齢者が一番危ないってことを知らないに違いない。お前が主張する通りにしたら、お前だって死ぬかもしれないんだぞ。それでもいいのか」と脅しているんだと思うけど、「別にいいですよ」と。こういう人は自分自身がものすごく死を恐れていて、相手も死を恐れているのが当然だと思っているんだよね。だから、「お前だって基礎疾患のある高齢者じゃないか」って言っちゃう。

宮沢　私なんてこの前、「黙れ、アラカン（アラウンド・ザ・還暦、60歳前後）」と罵られた（笑）。意味がわからへんと思った。何が言いたいねん。

小林　リスク的に中途半端な年齢だな。

宮沢　私なんてアンチに刺されても仕方ないと思ってますからね、それで死ぬんやったらしょうがないなと思うし。

小林　いやいや、宮沢さんはまだ若いから、もうちょっと頑張ってよ。コロナ脳の人たちに目覚めてもらうまで、まだまだ戦い続けんといかんから。

あとがき

ウイルスの研究者である私が、なぜメディアに出始めたのかというと、テレビの報道があまりにも偏っていて、このまま放置すると日本は大変なことになると思ったからです。しかし、私が危惧していたことは現実になりつつあります。

私が本書で読者の皆さんに伝えたかったのは、「もう少し冷静になる」「合理的に考える」ということです。欧米のまねをする必要などまったくなく、冷静に合理的に日本のデータだけ見れば、最適解がみつかるはずなのです。日本の数字を見ていれば、欧米のロックダウンのまねをして緊急事態宣言を出す必要はないし、世界中がワクチンを接種するからといって、同じように慌てて接種する必要もありません。

イギリスでは累計で約12万人の死者が出ていて、日本の人口に換算すれば23万人くらいが死んでいる感覚で、これくらいの規模なら緊急事態と言えるかもしれません。しかし、日本では発生から現在までの1年を超える累計でも8000人ほどです。日本では肺炎球菌を病原とする肺炎で、高齢者を中心に毎年2万人が亡くなっていますが、今までそれを理由に緊急事態宣言を出して経済を止めるような対策をしてきたのでしょうか。

この1年で、日本と欧米では、まったく別の事態が起きていることがはっきりしたと言えます。日本は日本の状況だけ見て、対策を考えればいいのです。

ワクチンの接種はすでに始まっていますが、SNSなどを見ていると、医療従事者の方たちがワクチン接種に前のめりになっていて、異論を許さないような雰囲気になっているのが気になります。「世界がワクチンを打つんだから乗り遅れるな」という発想は非常に危険だと思います。これまで日本は、海外で出回っている医薬品を導入するときは、安全性について何年もかけて検証してきましたが、コロナワクチンについては、異例のスピードで承認が下りています。本当に緊急事態であればやむを得ませんが、その必要性があるようには見えません。今まではリスク（危険性）とベネフィット（利益）を天秤にかけて、ベネフィットが上回るならやるという原理原則を守ってきたのに、コロナに関してはベネフィットが上回るのか疑問なのです。

今回の新型コロナウイルスは、季節性のコロナウイルス（既知のコロナウイルス）と同じ動きを示しています。この冬の流行は終わり、6月ごろに感染者数が少し上がってくる可能性がないわけではありませんが、本格的に流行するのは次の冬（11月以降）でしょう。

私はワクチン否定論者ではありませんが、対談でもお話しした通り、コロナワクチンの効果については現時点では懐疑的です。研究者の性《さが》で疑い深いのです。仮に効果があったとしても、この春や夏に慌てて打つ必要はないと考えます。本格的に流行する冬までに抗体は消えてしまうし、それまでにウイルスが変異してワクチンが効かなくなる可能性もあります。誰もがワクチン接種をすれば、今度はその抗体を逃れるように変異したウイルスが流行することがあるのです。ウイルスの世界では、こうした〝イタチごっこ〟が常に起きています。

インフルエンザも冬に流行りますが、春や夏に予防接種をする人はいません。冬が始まる頃に打つのが当たり前です。なぜコロナでは春や夏に慌てて打つのでしょうか。コロナの被害が小さい日本だからこそ、海外の接種状況を見ながら、次の冬までじっくり有効性と安全性を検証できたはずです。しかし、政府の分科会にコロナウイルスの専門家がいないから、こういう非合理的なワクチン接種が行われてしまうのです。残念でなりません。

小林よしのりさんとは『コロナ論2』の対談で初めてお会いしましたが、その後、『オドレら正気か？　新春ＬＩＶＥ』にパネリストで呼んでいただき、今回、このような形で対談の本を出すことになりました。この対談で、小林さんとはおよそ8時間にわたって新型コロナの問題について話し合いました。すべての論点で意見が一致したわけではなく、マスクは必要か否か、コロナとインフルエンザでウイルス干渉が起きているか、集団免疫戦略を採るべきか否かなどのテーマでは意見の相違がありましたが、基本的には同じ姿勢、同じ考え方に立つ人であることを改めて確認できました。

医療の専門家だからといって正しい判断ができるとは限らず、実際にコロナではできていない人が多いのですが、専門家ではなくても、普段から冷静に論理的に物事を考えている人は、正しい結論に行き着くのです。読者の皆さんも、一度、冷静になって、今の日本の状況を眺めてみてください。コロナはここまで脅えなければいけないものなのか。誰が脅しているのか。この本がコロナ騒動を見極めるための一助になれば幸いです。

宮沢孝幸

小林よしのり ［こばやし・よしのり］

1953年福岡県生まれ。漫画家。『東大一直線』でデビュー。『おぼっちゃまくん』でギャグ漫画に旋風を巻き起こす。92年スタートの「ゴーマニズム宣言」は新しい社会派漫画、思想漫画として話題に。近著に、『コロナ論』。

宮沢孝幸 ［みやざわ・たかゆき］

1964年東京都生まれ。兵庫県西宮市出身。東京大学農学部獣医畜産医学科、東京大学大学院農学生命科学研究科博士課程獣医学専攻修了。獣医学博士。現在、京都大学ウイルス・再生医科学研究所 ウイルス共進化分野准教授。

構成：清水典之
写真：太田真三
本文ＤＴＰ：ためのり企画

コロナ脳
日本人はデマに殺される

二〇二一年 四月六日 初版第一刷発行
二〇二一年 四月二四日 第二刷発行

著者 小林よしのり
宮沢孝幸

発行人 鈴木崇司

発行所 株式会社小学館
〒一〇一－八〇〇一 東京都千代田区一ツ橋二ノ三ノ一
電話 編集：〇三－三二三〇－五八〇〇
販売：〇三－五二八一－三五五五

印刷・製本 中央精版印刷株式会社

Printed in Japan ISBN978-4-09-825395-1